PETRA NEUMAYE

Autocoaching con símbolos

Disolver los bloqueos
Conseguir de forma sencilla los objetivos de la vida
Apoyar la sanación energética

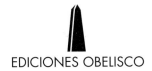

EDICIONES OBELISCO

Si este libro le ha interesado y desea que le mantengamos informado
de nuestras publicaciones, escríbanos indicándonos qué temas son de su interés (Astrología,
Autoayuda, Ciencias Ocultas, Artes Marciales, Naturismo, Espiritualidad, Tradición…)
y gustosamente le complaceremos.

Puede consultar nuestro catálogo en www.edicionesobelisco.com

Colección Nueva conciencia
AUTOCOACHING CON SÍMBOLOS
Petra Neumayer

1.ª edición: diciembre de 2022

Título original: *Selbstcoaching mit Symbolen.*
Die heilsame Arbeit mit der Symbolscheibe

Traducción: *Alba Jiménez Blázquez*
Maquetación: *Marga Benavides*
Corrección: *TsEdi, Teleservicios Editoriales, S. L.*
Diseño de cubierta: *Enrique Iborra*

© 2015, Mankau Verlag GmbH y Petra Neumayer
(Reservados todos los derechos)
© 2022, Ediciones Obelisco, S. L.
(Reservados los derechos para la presente edición)

Edita: Ediciones Obelisco, S. L.
Collita, 23-25 Pol. Ind. Molí de la Bastida
08191 Rubí - Barcelona - España
Tel. 93 309 85 25
E-mail: info@edicionesobelisco.com

ISBN: 978-84-9111-933-3
Depósito Legal: B-19.827-2022

Impreso en SAGRAFIC
Passatge Carsí, 6 - 08025 Barcelona

Printed in Spain

Prólogo

Han pasado más de diez años desde que decidí «dedicarme» a trabajar con símbolos sanadores en el sentido literal de la palabra. Y como todo sistema vivo, el trabajo de sanación con signos y símbolos se ha seguido desarrollando desde entonces. Además de los códigos de barras de Körbler, en la última década se ha producido un aumento y una propagación explosiva de posibles aplicaciones de los distintos signos de sanación: ya sean antiguos y quizás con más de 40 000 años de antigüedad o de reciente recepción espiritual, el mundo occidental se ha replanteado en este siglo la fuerza de los símbolos. ¿No es todo lo que encontramos un símbolo? ¿La planta medicinal del camino, la rosa de nuestro jardín, nuestro color favorito, el animal (fuerte), un número concreto o una imagen de nuestros sueños? Me gustaría que profundizáramos mucho más en las particularidades de la percepción e interpretación intuitiva de los símbolos. Es muy sencillo: sensibilícese con los símbolos que pueden aparecer en su vida cotidiana, dirija su interés a lo que le llame la atención. Quién sabe, ¡tal vez la flor del borde del camino o la mariposa que encuentre contienen un mensaje importante para su vida!

También me gustaría dar especial importancia al *autocoaching*, a la sanación de nosotros mismos, porque hasta la fecha no existen muchas «herramientas de sanación» con las que uno mismo pueda orientarse.

Le deseo mucha suerte en el trabajo con el disco de símbolos y, por supuesto, con todos los demás símbolos que encontrará «accidentalmente» en el transcurso de su vida.

PETRA ROSA NEUMAYER
Octubre 2015

Introducción

La idea del disco de símbolos lleva años en mi mente. La forma en que se «reescriben» las creencias en la Nueva Homeopatía me fascinó y, al final, me otorgó la idea del disco de símbolos. No se trata sólo del pensamiento positivo, donde nos limitamos a tapar nuestros problemas y a escribir una frase bonita encima. No, en esta técnica primero se borra una vieja creencia y luego se sustituye por una nueva positiva. Esto sí que tiene sentido. Nuestro cerebro o un ordenador también funcionan sobre dicha base: si el disco duro está lleno, ya no se puede almacenar nada, por muy valiosa o beneficiosa que sea dicha información. En primer lugar, tenemos que borrar la información antigua y sus vías de acceso. De esta forma, conseguimos espacio para lo nuevo.

Ésta es la idea del disco de símbolos: en una cara, el «lado lunar», observamos primero al inconsciente y vemos dónde puede existir un bloqueo que nos impide realizar nuestros planes o visiones, como un piso o un trabajo nuevo, o encontrar por fin la vocación que corresponde a nuestras cualidades del alma. El símbolo correspondiente aporta luz al inconsciente, apoya la disolución de un tema de bloqueo y lo traslada de la sombra a la luz.

Una vez eliminado dicho bloqueo, podemos dirigirnos a la otra cara del disco, el «lado solar», donde se encuentran los símbolos de ayuda. Nos apoyan para alcanzar o manifestar nuestros objetivos con mayor facilidad. Utilice la fuerza de los símbolos como una luz en el camino. Igual que el refrán: «Y cuando crees que no puedes salir, una lucecita sale de alguna parte».

Aprenderá a trabajar rápido y con facilidad con el disco de símbolos al leer este libro. El aspecto práctico es que puede trabajar con esta rueda de símbolos por su cuenta como parte del autocoaching o como terapeuta con clientes en sesiones individuales.

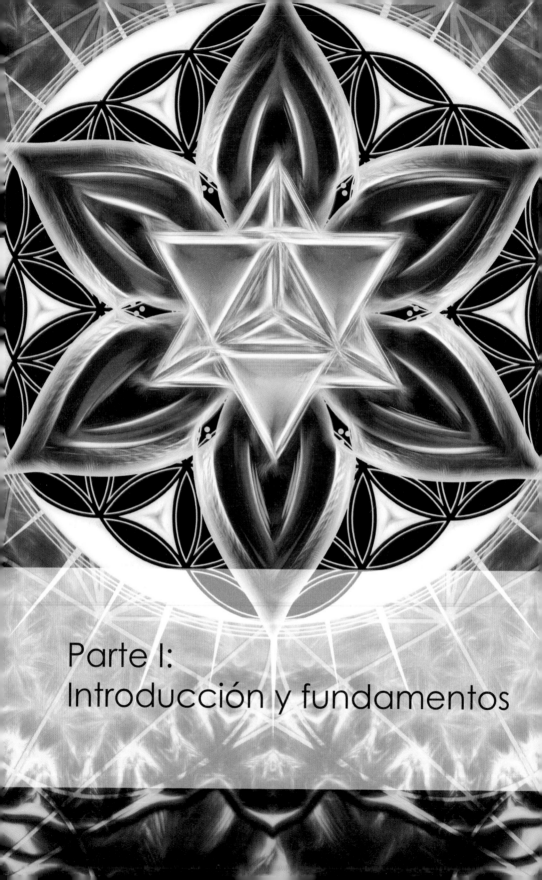

Parte I:
Introducción y fundamentos

Autocoaching: descubra su verdadero potencial

En cada uno de nosotros existe un potencial único que lucha por florecer. La manifestación de «ser quienes realmente somos» no sólo es importante, sino que es nuestra tarea vital, el propósito de nuestra existencia en la tierra. ¿Por qué es tan complicado llegar a ser quienes somos? ¿Cuándo está todo listo en nosotros y crecemos como una semilla hacia su desarrollo?

Son los bloqueos internos y/o el crítico interior los que siempre nos hacen retroceder, a menudo justo cuando pensamos que estamos en la vía rápida. Los mismos problemas nos atormentan constantemente («¿por qué me sigue pasando?») y nos llevan a sufrir contratiempos. Nos desanimamos a la hora de realizar nuevos emprendimientos o un comienzo completamente nuevo, se instala en nosotros la desgana, incluso la depresión.

Por supuesto, los terapeutas, los remedios y similares nos ayudan en esta situación. Podemos y debemos dejarnos ayudar, sin embargo, no tenemos que «utilizar» la medicina alternativa del mismo modo que la medicina tradicional, trasladando de forma inconsciente nuestra alma enferma o nuestro cuerpo dolorido a un terapeuta y esperar que nos cure, como un coche que llevamos al taller cuando ya no funciona. Por desgracia, no es tan sencillo con el organismo humano, pues somos los únicos seres que tenemos conciencia. Este aspecto es el que nos distingue del mundo vegetal y animal: la conciencia significa que podemos reflexionar. Tenemos la posibilidad de tomar conciencia de nosotros mismos, y ésta es, además, nuestra verdadera finalidad.

Quien quiera llegar a ser completo debe aprender a reflexionar sobre su vida. Esta actitud aumenta la disposición de sanarse y, por tanto, incrementa en gran medida las posibilidades de sanación. El primer paso en el autocoaching es tener claro si estamos atrapados en una situación. Sólo entonces podremos ir en busca de señales para descu-

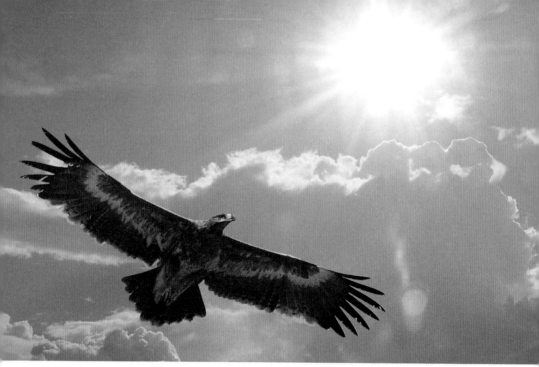

A vista de pájaro podemos captar las situaciones desde otra perspectiva.

brir si existen aspectos que nos están bloqueando a la hora de conseguir nuestros objetivos.

El segundo paso es conseguir una vista de pájaro. Contemplada desde el espacio, la Tierra es una bonita esfera con mucha tierra y agua. Pero si estuviéramos en una zona de crisis, es posible que sólo viéramos la miseria y la lucha, y no captáramos las estructuras maravillosas del conjunto, o la belleza de una sola rosa.

Conviértase en su propio observador. Imagínese surcando los cielos como un águila y mire su vida en todo momento a vista de pájaro, ¡reflexione sobre los aspectos buenos que hay en ella! Es una manera adecuada de seguir alimentando la conciencia de carencia («soy pobre, estoy enfermo, no merezco nada mejor…») con su energía.

Autocoaching significa también guiarse uno mismo hacia el éxito o la plenitud, porque es el artífice de su propia felicidad. En este camino de autorreflexión, el disco de símbolos con sus dos caras, con su energía lunar y solar, debería ayudarle. Lo conseguirá, porque a partir de ahora tiene a mano una herramienta eficaz que le ayudará a encontrar soluciones individuales, incluso en situaciones de crisis.

Bloqueos, las «emociones de prevención»

Trabajar con el disco de símbolos es muy valioso para usted si le «sucede» lo mismo de forma constante en la vida, o simplemente si no tiene éxito en sus emprendimientos por alguna razón desconocida. Lleva mucho tiempo buscando un piso nuevo, un trabajo o una pareja y no acaba de funcionar. Todo tipo de asesoramiento, lectura de cartas o similar no le han ayudado demasiado hasta ahora. Falta un paso esencial para realizar sus sueños: se trata de ver si hay algo que impide que sus sueños finalmente se hagan realidad. Por lo tanto, en el «lado lunar» del disco de símbolos, primero tratamos con las energías que nos bloquean en nuestra vida, las cuales nos han llevado al estacionamiento, o que nos impiden alcanzar nuestras metas.

Por bloqueos nos referimos a todas las emociones, como los miedos, las inhibiciones, las dudas sobre uno mismo, los programas externos y los patrones de comportamiento que nos impiden vivir la vida que realmente queremos. Por tanto, son las profecías incumplidas las que controlan nuestra realidad. Pero ¿qué son exactamente estas *beliefs* (creencias) y de dónde proceden?

«La vida es el reflejo de sus creencias»

Durante mucho tiempo, los neurocientíficos han creído que los sentimientos estaban controlados por una parte específica del cerebro, el sistema límbico. Sin embargo, según la neurocientífica estadounidense Candace B. Pert (1946-2013), esto no es del todo cierto. Ella, junto a su equipo, descubrieron que tanto los receptores de opiáceos como los receptores de neuropéptidos se encuentran en todos los puntos del cuerpo en los que la información de uno de los cinco sentidos (vista, oído, gusto, olfato y tacto) entra en el sistema nervioso. En el lenguaje técnico se denominan nodos o *Hot Spots* (puntos calientes).

De esta forma, lo que experimentamos como un sentimiento o una sensación se debe a un mecanismo en el circuito neuronal, tanto en el cerebro como en el cuerpo. Esto crea un comportamiento en el que toda persona está involucrada, incluyendo todos los procesos corporales.

Según Pert, siempre es el «cuerpo-mente» lo que despierta los sentimientos y comportamientos, o quien los reprime. Los sentimientos reprimidos o suprimidos, según la profesora de medicina, pueden alterar el equilibrio cuerpo-mente, lo que también puede provocar enfermedades. La liberación de los sentimientos bloqueados para mantener la salud es, por tanto, la recomendación de la neurocientífica y el resumen de su libro *Moléculas de la emoción*.

Esos sentimientos bloqueados también pueden ser creencias, frases que alguna vez escuchamos, emparejadas con una emoción negativa, y que han quedado profundamente ancladas en nuestro inconsciente. Muchos de nosotros conocemos frases de la infancia como: «no puedes hacer eso», «nunca llegarás a ser nada en el futuro», «a nadie le importa lo que hagas», «todos los ricos son burgueses», etc.

Pero los dogmas legados a lo largo de las generaciones o el karma colectivo también pueden ser un bloqueo, como experimentamos una y otra vez en las constelaciones familiares. Aquí, en concreto, suelen surgir temas que se han transmitido a lo largo de varias generaciones, incluso a familias ancestrales enteras. Estas constelaciones son la forma más conocida de las llamadas «constelaciones del sistema», fundadas por el teólogo y escritor Bert Hellinger. En dichas constelaciones familiares se pueden disolver los bloqueos (también con los antepasados).

Ha surgido un «desorden», una caída de la armonía divina de los sistemas. Con la ayuda de estas constelaciones, dichos problemas se pueden devolver a la conciencia y encontrar así soluciones sanadoras para las almas descendientes. Al liberar los obstáculos con los destinos de otros miembros de la familia, podemos encontrar el lugar «correcto» en nuestras vidas.

Estas creencias desempeñan un papel importante en mis seminarios de coaching de escritura; en algunas personas provocan un verdadero bloqueo del escritor y el «síndrome de la página en blanco».

En este punto se habla del «crítico interior» que nos lanza todo tipo de frases sobre lo incompetentes que somos.

Estas creencias son muy influyentes hasta los 6 años. Se almacenan en nuestra mente inconsciente, que no funciona a nivel de pasado/futuro. Por lo tanto, las creencias son siempre válidas desde el punto de vista del subconsciente, por lo que nos siguen moldeando en la actualidad, incluso cuando estamos en una edad avanzada. Como un hilo rojo, por nuestra vida fluyen cosas que aparecen una y otra vez de forma similar. Nos encontramos con los mismos compañeros de forma habitual, seguimos atormentados por sentimientos de inferioridad a los 60 años o nos enfadamos con Dios porque nos trata de forma poco favorable. Pero también deberíamos ver el regalo en cada situación, por muy complicada que sea: es el momento adecuado para llevar luz a la oscuridad, para disolver los bloqueos de una vez por todas.

La salud y la felicidad no dependen de si tenemos «pensamientos felices», sino de lo unidos que estemos a nuestros sentimientos. Por eso, el pensamiento positivo no sirve de nada si no se corresponde con lo que realmente sentimos en ese momento. En ocasiones, la sanación también se puede expresar a través de un episodio emocional como la ira. «Lo esencial», dice la científica estadounidense Pert, es «que expresemos nuestros sentimientos, que los dejemos salir para que no sigan fermentando y adquieran proporciones descontroladas».

«¿Cómo puedo cambiar algo en mi vida?», ésta es la cuestión principal que nos inquieta a la mayoría. Mediante un mayor autocuidado y siendo conscientes de las emociones que sentimos en ese momento, podemos lograr grandes resultados.

Para avanzar en la vida, debemos iluminar estos bloqueos, reconocerlos y deshacernos de su camuflaje. En ocasiones, puede ser un proceso doloroso, pero después encontramos libertad, una vida creativa y el desarrollo de nuestro verdadero potencial.

El autocoaching, la reflexión sobre uno mismo y el trabajo con el disco de símbolos son un acorde para que la melodía de tu vida vuelva a estar en armonía con la energía de tu alma. Todo fluye. Existen piedras y obstáculos, pero el agua siempre encuentra su camino.

Ayuda desde «arriba»

En el «lado solar» del disco de símbolos abordamos las energías que son útiles en nuestra vida para disolver el bloqueo, desarrollar nuestro verdadero potencial, lograr objetivos que estén en armonía con nuestro corazón. Despejados los bloqueos, en sentido figurado, ya no hay piedras en nuestro trayecto, es más sencillo caminar. Ahora, los pensamientos y creencias nuevos e inspiradores pueden cambiar nuestra vi-

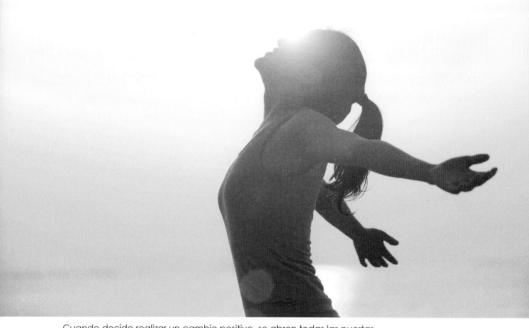

Cuando decide realizar un cambio positivo, se abren todas las puertas.

da de forma positiva. Con la ayuda de «arriba», el apoyo de los símbolos, y las afirmaciones, entre otros aspectos, podemos incluso aprender a volar y llegar a la recta final con una facilidad inimaginable.

Aquellas personas que han disuelto los bloqueos y han dado el primer paso experimentarán que las sincronías y las «casualidades» favorables vuelven a sus vidas. Sin los bloqueos que lo frenan, se convierte en una especie de imán de la felicidad que atrae por sí mismo las circunstancias favorables. Todo adquiere el dinamismo que desea para avanzar, fluye y sucede por sí solo sin esfuerzo.

> «La casualidad es el seudónimo que elige Dios cuando quiere permanecer de incógnito».
>
> ALBERTE SCHWEITZER

La emoción como motor

Cada sentimiento se experimenta en todo el organismo, no sólo en la cabeza o en el cuerpo. Si tenemos un deseo, también debemos aportar una parte emocional: una idea de la mente por sí sola no es suficiente para su aplicación. Necesitamos una emoción como motor, como ge-

12

nerador de energía, un motivo para que lo que la mente ha pensado se realice de forma efectiva a través del cuerpo. La fuerza para el cambio proviene del ámbito emocional, y éste es, al mismo tiempo, el campo de todas las creencias y convicciones.

La palabra emoción contiene la raíz latina «movere»: «mover algo, ser movido». Éste es el motor que impulsa las acciones. Las emociones, por tanto, incluyen el sentimiento y el impulso: todo contiene la misma raíz. Es probable que una idea o pensamiento se ponga en práctica cuando un sentimiento proporciona la energía necesaria en forma de motivo. Este proceso funciona tanto en lo positivo como en lo negativo. Si las viejas emociones nos bloquean y estamos, por ejemplo, en un estado de «carencia», seguimos atrayendo dicha carencia, somos conscientes de ser pobres y desamparados. Con la ayuda de la rueda de las virtudes puede trabajar en la disolución de estos aspectos negativos (lado lunar) y utilizar las energías y emociones positivas (lado solar) como motor para el desarrollo de su alma.

Las emociones *per se* no tienen valor. ¡La ira es un aspecto positivo! Se convierte en negativo cuando se relaciona con sucesos. Incluso un embrión experimenta sentimientos de miedo cuando la madre produce hormonas de estrés en una discusión. Ésa es la razón por la que experimentamos temor cuando discutimos. A través de los procesos de conciencia, que surgen al trabajar con el disco de símbolos, el miedo puede desvincularse de la experiencia.

Sobre la reprogramación y la nueva programación

Muchos métodos de sanación funcionan sobre la base de la reprogramación y la nueva programación, como la sanación Theta, la EFT, la PNL, la programación de sinapsis alfa y muchas otras. Se entiende que una nueva creencia positiva, como «todo es posible», sólo funciona si se elimina la creencia negativa correlativa, como por ejemplo «no merezco estar bien».

En la sanación Theta, las antiguas creencias y patrones de conducta se borran en un estado de profunda relajación, y la nueva programación se produce en la memoria celular. La EFT, Técnica de Liberación Emocional, consiste en dar suaves golpes en puntos concretos del cuerpo para liberar antiguos bloqueos y reprogramar la mente subconsciente. La PNL, Programación Neurolingüística, consiste en separarse de los condicionamientos negativos mediante un conjunto de técnicas de comunicación. Para conseguir el objetivo deseado, el segundo paso es tratar de escenificar los sueños de forma voluntaria.

Ésta es, además, la base para trabajar con las dos caras del disco de símbolos: primero se libera el bloqueo y luego acceden las energías positivas. Podemos hablar de una reprogramación o una nueva programación si comparamos nuestro cerebro con un ordenador. Cuando el disco duro está lleno, nada funciona. El ordenador se ralentiza y ya no puede realizar algunas de las tareas que tiene asignadas. Cuando creamos nuevo espacio en el disco duro, por ejemplo, al borrar datos antiguos que no necesitamos, podemos instalar programas nuevos y modernos que sean adecuados para nuestro trabajo. Utilizar el disco de símbolos es como realizar una actualización para nuestro sistema.

Pulse el botón de reinicio y restablezca el estado armonioso original de sus sentimientos con cada bloqueo que disuelva.

Nueva Homeopatía: sanación con «acupuntura de línea»

Seguro que a usted también le gusta ser activo a la hora de mejorar sus condiciones de vida actuales. Una forma posible de hacerlo es a través de la Nueva Homeopatía: este sistema de sanación energética es de aplicación universal, fácil de aprender, sencillo de utilizar y completamente gratuito.

Todo el mundo se beneficia de esta «medicina de la información», eficaz y sin efectos secundarios, no sólo los terapeutas y los pacientes. Con este sencillo método, las personas pueden comprobar por sí mismas lo que fomenta sus energías vitales, o lo que las debilita, o incluso aquello que tiene un efecto perjudicial para el organismo. Cualquier deficiencia o exceso unilateral de energía vital puede alterar de forma notable nuestro equilibrio energético. Casi todas las culturas del mundo conciben la idea de esta energía universal que nos mantiene vivos.

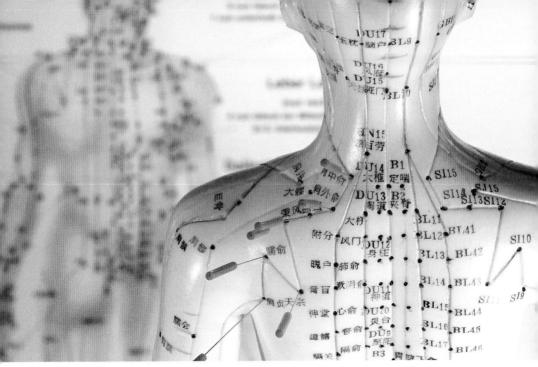

Los signos sanadores también se dibujan directamente en los puntos de acupuntura.

Los hindúes lo llaman «Prana», los chinos «Qi», y Pitágoras hablaba del «Fuego Central».

Por muy extraño que pueda parecer el método al principio, puede explicarse si se tienen en cuenta algunas de las leyes de la física cuántica moderna: todo ser vivo, planta, animal, incluso la materia considerada «inanimada», irradia cierta energía, hoy en día medible, la energía vibracional, un patrón que se puede medir en frecuencias. Una cantidad excesiva o insuficiente de esta energía puede perturbar, en gran medida, nuestro equilibrio energético; un equilibrio perdido se puede reestablecer mediante un signo sanador adecuado.

Sanación con signos medicinales

La Nueva Homeopatía no tiene nada que ver con los conocidos gránulos de la homeopatía «clásica», aunque, al igual que las altas potencias homeopáticas, se trata con energía vibracional pura. Es una «medicina de la información» que, en lugar de glóbulos, mide las frecuencias nocivas del cuerpo y sana con símbolos que tienen un efecto cambiante mediante una vibración y pueden activar la resintonización del organismo.

El conocimiento de que el trazado de líneas y símbolos geométricos en los puntos de acupuntura influye en el sistema de meridianos se lo debemos al investigador Erich Körbler (1954-1994), fundador de la Nueva Homeopatía. Hasta su muerte en 1994, este ingeniero eléctrico vienés experto en física investigó los efectos y posibles usos de los signos geométricos, especialmente los trazos y las combinaciones de trazos, en la medicina. Gracias a sus símbolos de barras, creó la posibilidad de reprogramar las creencias, reescribir las enfermedades y sustituirlas por información positiva y manifestarlas. Erich Körbler recibió varios premios por su trabajo de investigación, por ejemplo, del Instituto Europeo EUREKA por la investigación innovadora en la gama de alta frecuencia, o de la Academia de Ciencias de Roma, entre otros.

La Nueva Homeopatía también trabaja con las creencias sobre la base de «disolver y sustituir». La creencia negativa se «reescribe» con un signo sinusoidal; la afirmación se invierte, prácticamente, en positiva. Luego se escribe la creencia en forma redimida y este pensamiento positivo se manifiesta con el símbolo Ypsilon.

Medicina para pintar

Al igual que el acupuntor utiliza agujas, el terapeuta que trabaja según el método de la Nueva Homeopatía dibuja símbolos específicos en partes o zonas del cuerpo. Para ello, primero se comprueban los puntos de acupuntura definidos con precisión y algunos puntos especiales adicionales para detectar bloqueos con el tensor de mano. La desviación del tensor indica qué símbolo se debe aplicar a cada punto de acupuntura y durante cuánto tiempo debe permanecer allí. Al igual que la aguja, el signo o símbolo pone de forma inmediata en movimiento el sistema energético del cuerpo; el «Qi», la fuerza vital, entra en movimiento.

Para aquellos que quieran aprender más sobre la Nueva Homeopatía y el trabajo de creencias con símbolos, se recomienda la serie de libros «Sanación con símbolos» (más información: www.medizin-zum-aufmalen.de).

La transferencia al agua

En la Nueva Homeopatía también se utilizan signos y símbolos para la llamada «transferencia al agua». Un agua sanadora informada de esta manera puede, de forma similar a la homeopatía clásica, activar las fuerzas de autosanación y resintonizar así las fuerzas vitales de un organismo enfermo. La transferencia al agua es un elemento posible en el lado solar del disco de símbolos. Con su ayuda podemos informar a todas las células del cuerpo del nuevo mensaje positivo. En la parte práctica III de este libro se describe detalladamente la transmisión al agua.

En la actualidad, muchos terapeutas se han formado en la Nueva Homeopatía en Alemania, Austria y Suiza, y muchos aficionados asisten a seminarios y conferencias para poder hacer algo de forma activa por su salud. Los médicos también emplean este procedimiento de resonancia sensible, mientras que muchos terapeutas de animales están entusiasmados con las diferentes aplicaciones posibles de la Nueva Homeopatía.

Para todos aquellos lectores que todavía no se han interesado en el poder sanador de los símbolos, me gustaría explicar brevemente en el siguiente capítulo por qué los símbolos pueden sanarnos o darnos energías útiles.

Sanación con símbolos: ¿cómo funciona?

En todas las épocas y culturas, los símbolos han ejercido una gran fascinación sobre las personas, porque transportan lo inmaterial, lo «invisible», el «espíritu de las cosas», a lo visible, y el alma, al parecer, comprende su lenguaje, aunque la mente todavía no pueda hacerlo. Los símbolos pueden comprimir información compleja a su mínimo denominador. Son como una «señal de stop» que se debe entender de forma inmediata, si no es por la mente racional, será por la mente subconsciente. Como mediadores entre el mundo exterior e interior, los símbolos desempeñan un papel destacado en la activación de las fuerzas de autosanación. Por tanto, el trabajo de los símbolos como «lenguaje del alma y del universo» suele alcanzar las dimensiones mentales y espirituales y, por ello, promueve la terapia a nivel causal.

Signo + sentido = símbolo

Los símbolos están presentes en la historia de toda la existencia humana. Los signos de las pinturas rupestres de la Edad de Piedra son tan fascinantes en la actualidad como las codificaciones digitales de nuestra era de la información. No es extraño, pues la aparición y el desarrollo de los símbolos supuso un paso evolutivo decisivo en la historia de la humanidad. Después de todo, fue un logro enorme cuando, por primera vez, un ser humano, probablemente hace 400 000 años, garabateó un símbolo abstracto en la pared de una cueva, en lugar de elementos concretos. Hasta la fecha, el hombre es el único ser vivo del planeta que ha ido en busca del significado y tiene una conciencia autorreflexiva que puede tratar con signos y símbolos abstractos y comprender el significado que esconden. A un animal nunca se le ocurriría hacer un dibujo para otro animal. Sólo los humanos pueden idear imágenes para sí mismos y llenarlas de sentido y significado.

Símbolos: fenómenos de la naturaleza

La mayoría de los símbolos, independientemente de si son símbolos religiosos o señales de tráfico, por ejemplo, se basan en una serie de formas básicas, ya que también se encuentran en la naturaleza. El sol y la luna simbolizan el círculo, las olas y las espirales que encontramos en el mar y los ríos. Las formas de mandalas con un punto central aparecen en forma de flores o copos de nieve. Las líneas cruzadas simbolizan los cuatro puntos cardinales.

Símbolos: el lenguaje del subconsciente

Una nueva investigación de neurología confirma que los símbolos son la base del lenguaje de nuestro cerebro. Funcionan como el lenguaje del inconsciente a través del cual todos nos comunicamos entre nosotros. El espíritu del universo se manifiesta en los símbolos. Son portadores de una información original que todo el mundo entiende, que afecta a todos y a través de la cual se puede conseguir la sanación, porque nuestra alma entiende este lenguaje.

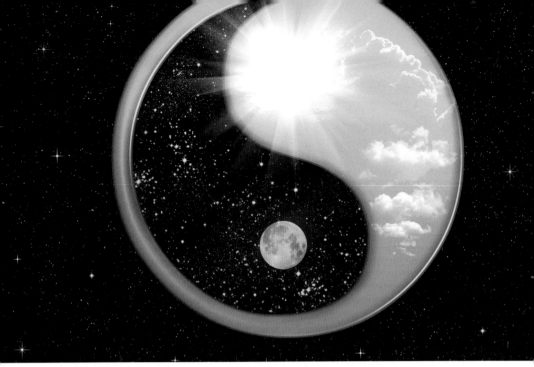

Cuando los opuestos se integran, surge algo completamente nuevo en su vida.

El lenguaje simbólico del alma fue descifrado de forma excepcional por el psicólogo Carl Gustav Jung. Al comparar las culturas de diferentes pueblos que no pudieron influirse entre sí, filtró de forma constante motivos básicos similares a los rituales y productos culturales. Estos «arquetipos» del alma son, por ejemplo: *Anima y animus* (los lados femenino y masculino del ser humano, respectivamente), *la sombra* (el lado inconsciente del individuo, el descenso al reino de los muertos), *El Viejo Sabio*, o *La Gran Madre*, entre otros. Según Jung, estas imágenes primarias del alma pueden evocarse a través de símbolos y dirigirse a una capa más profunda de la psique.

Existen razones por las que los símbolos son adecuados para el autocoaching, especialmente cuando se utiliza el disco de sanación.

Para decodificar el lenguaje de los símbolos, simplemente necesitamos entrar en sintonía con ellos, el resto sucede solo. Imagina que se golpea con un diapasón. A continuación, acerca un segundo diapasón al otro: también sonará, está en resonancia con la frecuencia del primer diapasón.

El disco: símbolo arquetipo de la humanidad

El disco es el símbolo arquetipo de la humanidad por excelencia. El círculo redondo simboliza el sol y la luna llena en su perfección. El círculo representa la totalidad y la perfección, no tiene principio ni fin. La invención de la rueda equivale a una revolución espiritual para la humanidad. Sólo hay que recordar que la gente también creía antes que la Tierra era un disco.

El disco «más famoso» es, probablemente, el disco de Faistos, un disco de 16 cm de diámetro, cubierto por ambas caras con 242 símbolos (2000 a. C.). Pese a los diferentes intentos, nadie ha conseguido descifrar el contenido de este disco. Ya sea una tabla de espíritus o un amuleto, la humanidad no sabe de qué se trata. ¿Fue el primer precursor de un «disco de autocoaching»?

La simbología del disco también se conoce en la antigua China, donde se han encontrado los llamados discos Pi de jade, que pueden tener hasta 6000 años de antigüedad. Se supone que se utilizaban con fines rituales. En la actualidad, este disco de piedras preciosas, que cuenta con un agujero en el centro y se asemeja a un pequeño dónut, se sigue considerando un elemento de la suerte en China. Antiguamente, el disco Pi se interpretaba como símbolo del cielo y de la eternidad.

Por supuesto, la simbología del disco es ideal para representar las dos caras de una moneda, las polaridades: el Yin y el Yang, el sol y la luna, el blanco y el negro, la conciencia y la inconsciencia. La polaridad se entiende como «opuestos con una unión esencial». Esta idea está representada en el signo Yin y Yang. Uno está contenido en el otro, sin éste no podríamos reconocer el otro. La unión de los opuestos también está representada de forma gráfica en el Tarot Rider Waite en la carta II de la Suma Sacerdotisa: es un proceso alquímico, un «camino de superación de las condiciones imperfectas».

En el hermetismo se habla de las tres fuerzas elementales, los Tria Principia, la naturaleza tripartita del mundo. A partir de este concepto alquímico básico, he desarrollado el disco de símbolos: la luna corresponde a la Sal (el principio terrestre y formativo), el sol corresponde al Azufre (el principio ardiente y combustible). Al trabajar con ambos lados del disco e integrar los opuestos, el sol y la luna, se da lugar al tercer elemento: el Mercurio, el principio espiritual.

> *«Ahora quiero volver al ejemplo de la madera. La madera es un cuerpo. Cuando lo quemas, lo que arde es el azufre (Sulfur), el humo es el mercurio (Mercurius), y lo que se convierte en cenizas es sal (Sal)».*
>
> RETRATO DE PARACELSO: OPUS PARAMIRUM,
> LIBRO PRIMERO, CAPÍTULO 2.

Para el trabajo terapéutico con el disco de símbolos, se puede deducir que, a través de los dos principios de sal y azufre, puede nacer un nuevo espíritu para nuestra vida, y así se pueden rearmonizar los estados imperfectos. Los principios filosóficos de Tria Principia se utilizan en medicina desde hace tiempo.

Rudolf Steiner, fundador de la medicina antroposófica, también empleó los Tria Principia como base para sus reflexiones sobre la naturaleza tripartita del organismo humano. Los remedios de la filosofía de la alquimia, pero también la espafírica, la aplicación farmacéutica de la alquimia, se basan en estas filosofías alquímicas que determinan el modo de acción, así como el proceso de fabricación de estos medicamentos.

Sobre los 19 símbolos del disco

Los números tienen una cualidad determinada. Por eso, no es casualidad que este disco con el símbolo en el centro contenga 19 signos en cada lado. El 19 podría interpretarse como la «fuerza a través de la fe». Se encuentran en muchos fenómenos de la naturaleza.

En el Corán, el 19 se considera el principio perfecto del orden; en el islam, la entrada al templo está custodiada por 19 ángeles. El potasio es un elemento químico con el número atómico 19. El calendario ba-

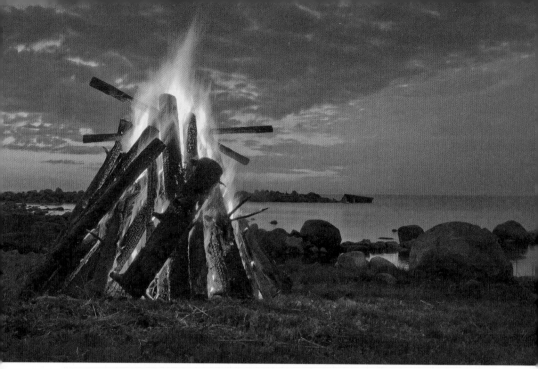

El número 19 ya tenía un significado especial en el celtismo.

haí se basa en el número 19, y la entrada original al interior de la Gran Pirámide de Guiza se encontraba en la capa de piedra 19.

El número 19 desempeña también un papel importante en Imbolg, una de las cuatro grandes fiestas irlandesas (junto con Beltane, Lughnasadh y Samhain), que también tiene en cuenta la posición del sol y la luna. La fiesta celta fue adoptada por los cris-

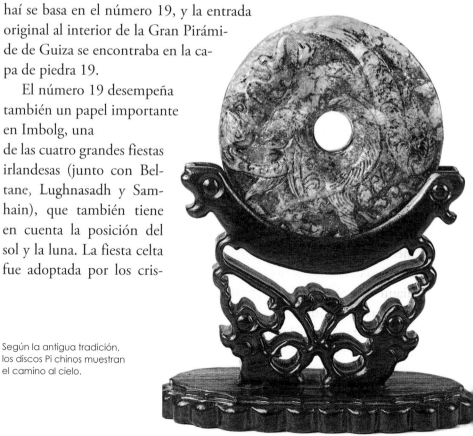

Según la antigua tradición, los discos Pi chinos muestran el camino al cielo.

tianos y celebrada cada año el 2 de febrero como la Candelaria: los días son más largos, la oscuridad deja paso a la luz. En ese momento, aparece la Virgen de la Luz, Brigid, que con su halo de luz sustituye a la diosa oscura. Su flecha de fuego simboliza el primer rayo de la primavera que calienta la tierra.

En esta festividad de la luz, Brigid, la guardiana del fuego vigila ella misma el fuego. El resto del año está custodiado por 19 sacerdotisas. Más información sobre el poder sanador de los números en la pág. 32 y siguientes.

El lado lunar: Geometría Sagrada/Flor de la vida

En la cara lunar se representan los símbolos de la Geometría Sagrada, unidos en el centro a la imagen completa de la flor de la vida.

La estrella de la noche, la Luna, representa lo desconocido, la oscuridad, lo femenino, las fuerzas yin, el mundo de los sentimientos. En la mayoría de las lenguas, la palabra «luna» es un sustantivo femenino, excepto en alemán. Por eso, la «Luna» también es considerada la guardiana de la vida y representa la fertilidad. El metal planetario asignado es la plata, el arcángel sustentador Gabriel. Además del Sol, la Luna es el cuerpo celeste más importante, el más cercano a la Tierra.

El hecho de que las fuerzas lunares contienen una fuerza real sobre nosotros se puede ver en el flujo y reflujo de las mareas, el sangrado menstrual en el ritmo lunar y el aumento o la disminución de la savia en las plantas. La luz más débil de la luna, comparada con el poder radiante del sol, ya indica que ésta tiene que ver con el otro mundo, con nuestras partes inconscientes.

Por lo tanto, en el trabajo con el disco de símbolos intentamos utilizar de forma deliberada dichas fuerzas lunares para volver a hacer consciente el inconsciente con la ayuda de la luz de la luna: iluminar áreas que se encuentran en la sombra y representan bloqueos en nuestra vida, para que podamos reconocer dichas áreas, sanarlas e integrar estos aspectos.

El inconsciente no suele ser accesible de forma directa para la psique humana, pero el trabajo con símbolos le proporciona una llave para abrir estas zonas. Deje que la luz de la luna ilumine su inconsciente con la ayuda del lado lunar: «Un símbolo no vela, revela en el momento oportuno», según C. G. Jung.

El lado solar: símbolos del mundo/Ypsilon

Los símbolos de todo el mundo están representados en el lado solar, conectados en el centro con el signo Ypsilon, un símbolo que en la Nueva Homeopatía invierte todo lo negativo en positivo y manifiesta lo favorable. La estrella diurna Sol representa lo consciente, lo masculino-activo, las fuerzas Yang. El metal planetario asignado es el oro y el arcángel de apoyo es Miguel. El Sol es el cuerpo celeste más importante. Y el concepto de Dios también está asociado con el Sol en muchas religiones.

En el antiguo Egipto, el dios del Sol, Amón-Ra, era el mayor gobernante del mundo.

El concepto asociado de Dios va de la mano con la conciencia, nuestra creatividad y poder creativo, así como con el esfuerzo por el desarrollo de la personalidad. En épocas anteriores, la luz solar determinaba la rutina diaria y se utilizaba con fines curativos. El vidente Jakob Lorber (1800-1864) escribió que, en todos los casos de malestar en el cuerpo, el sol con su luz y calor era el proveedor del poder curativo al exponer a la persona enferma (o a las partes enfermas del cuerpo) a la luz solar. Beber agua de manantial irradiada con la luz pura del sol también suponía un alivio para los enfermos. En la actualidad, la ciencia conoce el poder sanador del sol, que potencia nuestra producción hormonal (vitamina D). Sin sol no hay vida.

En este lado solar del disco encontramos símbolos útiles que nos apoyan en nuestro camino y nos ayudan a alcanzar nuestros objetivos. También podemos hablar de la rueda de los dones o la rueda de las virtudes. En esta página utilizamos de forma consciente las fuerzas solares para desplegar nuestro propio potencial y alcanzar la autorrealización.

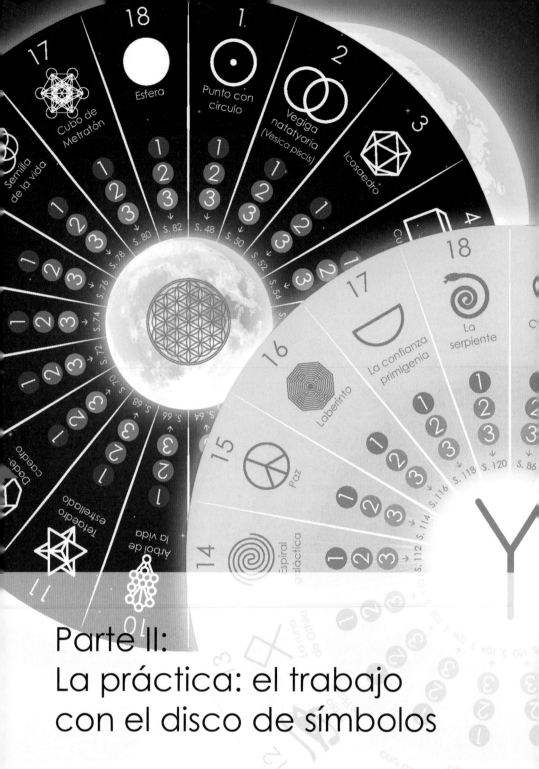

Parte II:
La práctica: el trabajo con el disco de símbolos

Guía paso a paso

La preparación

Lo mejor es plastificar el disco de símbolos. Si no tiene su propia plastificadora, muchas copisterías ofrecen este servicio. También se puede hacer una copia a color y ampliada. Nos gusta la idea de compartir: puede copiar el disco de símbolos y compartirlo. Si necesita otro, también puede pedirlo de forma individual, sin el libro, a precio de coste a la editorial Mankau, *véase* Anexo.

La aplicación

Aquí me gustaría explicar los fundamentos de cómo puede trabajar por su cuenta con el disco de símbolos en el contexto del autocoaching. En el siguiente capítulo se explica cómo usted, como terapeuta, puede trabajar con sus pacientes. Esto difiere en lo que respecta a los métodos de prueba sensible. Cuando se trabaja para uno mismo, es mejor utilizar el «método de la primera mirada». Si trabaja con el disco de símbolos de forma habitual, es probable que se sepa de memoria el número de los símbolos y, por tanto, puede que esté influenciado y no sea por falta de voluntad. Con este método confíe plenamente en su percepción; como sabe, su cuerpo tiene una sabiduría interior, ¡no existen las coincidencias!

Empiece de la siguiente forma:
Céntrese en el tema/pregunta/problema.

Posibles ejemplos:
* ¿Cómo encuentro un piso nuevo?/¿Qué me bloquea?
* ¿Cómo encuentro una pareja nueva?/¿Qué me bloquea?
* Deseo plenitud y riqueza/ ¿Qué obstáculos se interponen en mi camino?

Primer paso: el lado lunar

Coja el disco con el lado lunar y los signos de la Geometría Sagrada en la mano. ¿Qué símbolo ha mirado primero? ¿Confía en su percepción visual?

Ahora tiene el tema que corresponde. Deje que el símbolo actúe, y lea el texto correspondiente en este manual para saber más sobre el tema.

A continuación, vaya más allá y compruebe qué es lo que le impide alcanzar su objetivo en relación con su pregunta. ¿Qué número del 1 al 3 bajo el símbolo seleccionado le ha llamado primero la atención? Lea la frase de la página del símbolo correspondiente. Reflexione un poco y luego lea la afirmación de forma relajada. Inhale y exhale profundamente. En primer lugar, escriba el número del símbolo.

Pregúntese si éste era el único tema relacionado con su pregunta, o si hay más. Como respuesta, siga su intuición o utilice un procedimiento de prueba sensible, tal y como se describe en la pág. 36. Si obtiene un «sí», haga otra pasada. Deténgase después de la tercera pasada, más de tres pasadas con símbolos es demasiado para su sistema. Anote de nuevo los dos números para cada ronda.

Para finalizar, concéntrese un momento en el símbolo del centro, en la flor de la vida. Le ayuda a dirigir todo en la dirección correcta al esforzarse por establecer el estado primario universal de armonía y amor.

Ahora, dé la vuelta al disco de símbolos y continúe con el lado solar.

Segundo paso: el lado solar

Formúlese la siguiente pregunta en relación con el tema/pregunta/problema: ¿Qué me apoya en mi camino hacia la meta?

¿Qué símbolo ha mirado primero? Aquí se muestra el símbolo de la ayuda útil para su tarea. Deje que éste haga efecto y lea el texto del símbolo correspondiente en este manual para saber más sobre el tema.

A continuación, mire un número del 1 al 3 de abajo y obtenga consejos de ayuda sobre cómo entrar en resonancia con su símbolo; esto significa, por ejemplo, la transferencia al agua. Existen muchas más sugerencias, *véase* en el libro.

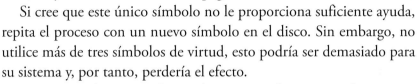

Pregúntese si este «regalo» es suficiente como apoyo para lograr su objetivo. Confíe en su intuición o deje que ésta se «muestre» con la ayuda de uno de los procedimientos de prueba sensible, tal y como se describe en la pág. 35.

Si cree que este único símbolo no le proporciona suficiente ayuda, repita el proceso con un nuevo símbolo en el disco. Sin embargo, no utilice más de tres símbolos de virtud, esto podría ser demasiado para su sistema y, por tanto, perdería el efecto.

Para estas aplicaciones, lea también mis explicaciones sobre este tema en el capítulo «Trabajar con el disco de símbolos como terapeuta», en la pág. 34, porque no sólo puede trabajar usted solo con este disco, también puede hacerlo con amigos o, si es terapeuta, con sus pacientes. Entienda las aplicaciones como sugerencias: si hay otra más coherente para usted, escójala.

Tercer paso: determinar el tiempo de aplicación

Con la ayuda de un procedimiento de prueba sensible (*véase* pág. 35), se comprueba el período de aplicación. Ejemplo: ¿cuántas veces al día y durante qué período de tiempo se debe dibujar un símbolo? A continuación, escriba de nuevo todos los símbolos.

Anote también cualquier sugerencia sobre cómo resonar con el símbolo de ayuda y hágalo en momentos posteriores, tal y como se ha mencionado. Por último, debe centrarse en el símbolo del centro, la Ypsilon. Convierta todo lo negativo en positivo y manifieste las fuerzas positivas que le apoyan para lograr su objetivo o resolver su problema.

Una vez se ha fijado un período de tiempo, ya sea de forma intuitiva o con la ayuda de uno de los procedimientos de prueba sensible

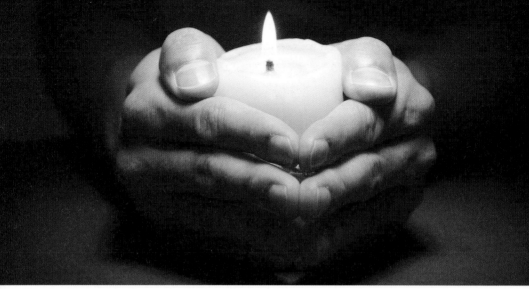
Con la afirmación final, se disuelven los obstáculos.

(*véase* pág. 35), es importante realizar estas aplicaciones dentro de ese plazo.

Tras este proceso está su propósito de cambiar. Este objetivo le apoya: el propósito contiene fuertes energías para usted, actúa como generador de impulsos, como motor de encendido para sus ideas.

Cuarto paso: el testimonio final

Después de haber «trabajado» las dos caras del disco de símbolos, no puede faltar el testimonio final. El perdón, la reconciliación y la gratitud deben integrarse en el camino hacia la verdadera libertad.

En este sentido, dejo a su criterio cómo formular el testimonio final, porque dependiendo del campo espiritual al que uno se dedique, el chamanismo, el método de sanación hawaiano, el mundo de los ángeles o las constelaciones familiares, siempre existen otras fórmulas que entran en juego. Por lo tanto, me gustaría proporcionarle un ejemplo de lo que podría ser un testimonio final:

Encienda una vela. Siéntese de forma erguida (o su paciente). Inhale y exhale profundamente tres veces y diga en voz alta:

30

«Te doy las gracias, gran espíritu, por permitirme aclarar e iluminar mi petición. Pido perdón a todas las personas que hayan podido tener algo que ver con mi preocupación y estén implicadas en ella, y también me perdono a mí mismo. Te doy las gracias, gran espíritu, por la ayuda que estoy experimentando».

Inhale y exhale tres veces de nuevo profundamente.

Sesión individual con el autor, de forma presencial o por Internet
En principio, también puede reservar una sesión individual conmigo. Es habitual para trabajar en un problema, o porque desea conocer el trabajo con el disco de símbolos «en directo» por primera vez.

Práctica: Hoy en día, una sesión en directo de este tipo se puede ofrecer en forma de seminario web. Mankau Verlag proporciona el software necesario. Puede reservar con facilidad una sesión en directo desde otro lugar. Desde la comodidad de su ordenador, podemos trabajar juntos con el disco de símbolos y comunicarnos entre nosotros. ¡Pruébelo! Puede ver sin compromiso la función del seminario web en www.mankau-akademie.de

Determinar el número de sanación individual

Al igual que los símbolos, los números sanadores también poseen información, se habla de vibración de los números. Utilice estas vibraciones positivas para usted: sume todos los números en su hoja de papel. Añada la suma obtenida hasta que quede un rango de tres dígitos. Si quiere, busque en el libro *Números de los ángeles*, de Doreen Virtue, qué significado y ayuda tiene ese número para usted en su vida en relación con la pregunta/problema.

Siga con la suma obtenida hasta que sólo quede un dígito. Lea el significado del número en mi libro *Sanación con números*. Ahí encontrará más información sobre cómo trabajar con los números sanadores y estar en resonancia con ellos.

Concéntrese en su número de un solo dígito. Por ejemplo, observe dónde y con qué frecuencia encuentra ese número en la vida cotidiana a partir de ahora: como número de casa, en la matrícula de un coche, en una factura. Dicho número posee la información contenida en los dos pasajes del lado lunar y del lado solar. Como un «ancla mental», este número le apoyará en su cuestión/pregunta/problema a partir de ahora.

Sanación con números

En concreto, todos los métodos de sanación se refieren a una misma cuestión: activar los propios mecanismos de autosanación del cuerpo. Proporcionar al organismo un impulso, una información, para que pueda devolver todo al estado original de equilibrio y, por tanto, de salud. En ocasiones, el cuerpo sólo necesita la vibración adecuada, que puede ser transportada, por ejemplo, por un código numérico.

¿Cómo funciona la «sanación con números»?

«El libro de la naturaleza está escrito con letras matemáticas», afirmó Galileo Galilei (1564-1642), revolucionando así la ciencia. Pitágoras (571-491 a. C.) ya sabía que la esencia de la realidad es el número y desarrolló la teoría cósmica de la armonía. Además de su valor numérico, a los números siempre se les ha atribuido un significado metafísico que continúa en la vida cotidiana de las personas en la actualidad. Números de la buena y de la mala suerte, fechas concretas, números de teléfono y de coche o códigos PIN: estamos rodeados de números que nos influyen mucho más de lo que su valor numérico sugiere. Al igual que los símbolos, que contienen información comprimida, los números son portadores de cierta información, de vibraciones. Con su ayuda es posible devolver al «estado normal» las vibraciones que se han salido de la armonía universal. Además, podemos obtener grandes conocimientos para nuestra propia vida al tratar con los números.

Las formas de apariencia en este mundo están impregnadas de números. Es como si se mostraran de forma repetitiva bajo una apariencia nueva, como colores, formas geométricas o sonido. En realidad, todo es uno. La física cuántica moderna descompone la materia en su

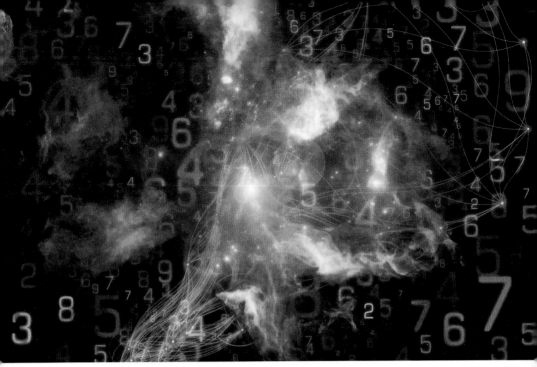

Pitágoras ya lo sabía: todo lo que existe está impregnado en los números.

unidad más pequeña, la vibración. Esto se describe como energía e información, que crea y controla la materia. De este modo, la física cuántica tiende un puente desde la ciencia moderna hasta las percepciones de muchos seres místicos. Mientras que en el siglo XVII la ciencia se orientaba hacia el mecanicismo del mundo y postulaba que no existía conexión entre la mente y la materia, la física cuántica ofrece una visión opuesta. En palabras del profesor Hans-Peter Dürr (1929-2014), en esencia, la materia no existe. La materia es una especie de espíritu ligado, detrás del cual se encuentra la conciencia pura. Por lo tanto, según los conocimientos actuales, es la información la que puede proporcionar a nuestro organismo impulsos curativos, como hace la homeopatía clásica desde hace más de 200 años, para restablecer el equilibrio energético y estimular los mecanismos de autorregulación del organismo. Si éstas recuperan la «ventaja» en una fuerza vital desequilibrada, la enfermedad dará paso a la salud, al igual que la luz desplaza a la sombra. ¿Qué posibilidades hay, además de la homeopatía clásica, para dar a nuestro sistema cuerpo-psique-espíritu la información adecuada?

33

La palabra mágica «resonancia»

Sin embargo, para poder beneficiarnos de una oscilación sanadora, debemos entrar en resonancia con ella. Esto significa que tenemos que poner un número de sanación en oscilación, incluso en vibración. Existen muchas técnicas sencillas para dicho proceso: puede centrarse en una serie de números, transferir su oscilación al agua como en la Nueva Homeopatía, o utilizar los números como «medicina para pintar», es decir, escribir directamente en las partes con dolor del cuerpo, entre otras opciones. Lo más importante es que su sistema resuene con el código numérico. Puede encontrar muchos más ejemplos de uso en el libro *Sanación con números*.

El disco de símbolos combina símbolos con este poder sanador de los números.

Trabajar con el disco de símbolos como terapeuta

La única diferencia con respecto a trabajar para usted mismo con el disco de símbolos es que, por lo general, no dejamos que el paciente trabaje con el método de la primera mirada (¡pero se puede!), sino que preguntamos al paciente por cada lado del disco: «Dime un número entre el 1 y el 18», y se determina el símbolo de esa forma.

Si trabaja como terapeuta, seguro que es muy perspicaz en el trato con sus pacientes. En este contexto, me gustaría decir que es más importante que la sesión y las aplicaciones sean coherentes para su cliente que las directrices concretas dadas en el libro. Se hace una prueba para que el paciente haga una transferencia al agua con un símbolo cinco veces al día durante tres semanas. Sin embargo, usted ya sabe que ese proceso es demasiado para su paciente, ya que le resulta complicado incorporarlo a su rutina diaria, por ejemplo, puede que sea comercial y se pase el día de viaje. En estos casos, elabore con él otra forma adecuada en la que pueda resonar con el símbolo. Quizás prefiera una camiseta donde aparezca dicho símbolo, o algo parecido. La resonancia con el símbolo es lo más importante en este trabajo, la forma en la que se realice es secundaria.

Coaching para amigos

Aunque no sea terapeuta, puede trabajar con el disco de símbolos con amigos y conocidos. Si, por el contrario, cree que no puede ser imparcial en el método de la primera mirada, o si le resulta más sencillo elegir un número del 1 al 18, pida ayuda a un amigo para que realice con usted estos dos pasos con el anverso y reverso del disco.

Métodos de prueba sensible para las pruebas sí/no

Cuando se trata de obtener una respuesta después de un pase en cuanto a si el paciente necesita otro símbolo, no dude en confiar en la intuición del paciente. Si éste prefiere que elija usted, utilice uno de los distintos métodos de prueba sensibles. Es perfecto si sabe utilizar el tensor con una sola mano, para que pueda probar de forma rápida sí/no. Puede aprender a utilizar el tensor en un curso de 30 minutos con la ayuda de un libro (*véase* Apéndice).

Si está familiarizado con el uso del tensor, también puede emplearlo cuando trabaje con el disco de símbolos. Si no puede utilizar ninguno de estos métodos, existen procedimientos sencillos de kinesiología donde no necesita utilizar ningún tipo de ayuda para obtener una respuesta afirmativa o negativa. En este punto, me gustaría presentarte dos métodos sencillos; ambos son muy fáciles y no necesita ninguna herramienta.

Pruebas con los dedos

Una opción es la llamada «prueba del anillo». Forme un anillo con el pulgar y el índice en cada mano y entrelace los anillos como si fueran dos eslabones de una cadena. Ahora formule una pregunta y tire del eslabón de la cadena. Si se mantiene firme y estable, la respuesta es «Sí». Por el contrario, si las anillas se abren ligeramente y el eslabón de la cadena se rompe, la respuesta es «No».

Péndulo corporal

Para este proceso, primero debe ponerse en posición vertical y situarse en su sí o no individual. Formúlese la pregunta: «¿Cómo es mi sí?» El cuerpo comienza a oscilar y le muestra una dirección, hacia delante, hacia atrás, a la derecha o a la izquierda. Esta respuesta es su «sí» para el resto de preguntas. A continuación, haga el mismo proceso para el «no». El cuerpo le indicará la dirección que es correcta si la respuesta a su pregunta es «no». Una vez realizada esta oscilación, formule una pregunta cuya respuesta sólo pueda ser afirmativa o negativa. Sienta en su interior

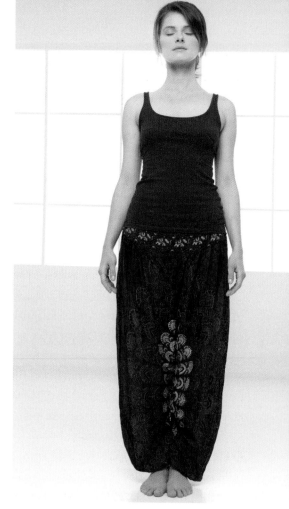

Use la sabiduría de tu cuerpo

cómo oscila su péndulo corporal y recibirá la respuesta de la sabiduría de su cuerpo.

Aplicar con sensibilidad los métodos de prueba

Como ya ha experimentado, existen muchas formas diferentes de hacer visible nuestra intuición, ya sea con un tensor o con todo nuestro cuerpo. ¡Tenga en cuenta los principios éticos! Esto significa que se trata de un proceso de sanación serio: no lo pruebe en fiestas o eventos similares, ni para diversión creativa. Realícelo sólo para aquellas personas que le han pedido consejo.

Breve explicación
de las tareas individuales

En el disco solar hay varias posibilidades para resonar mejor con el símbolo. En cuanto a la pregunta de con qué frecuencia/cuánto tiempo, pruebe a lo largo de un tiempo con un procedimiento de prueba sensible usando el método sí/no, por ejemplo, un día, dos días, una semana, etc.

Dibujar símbolos

Si usted o su paciente han elegido esta opción, significa que su sistema resuena muy bien con el símbolo cuando lo dibujan. Algunos símbolos son muy sencillos, puede dibujarlos a mano alzada. Para los más complejos, lo mejor es utilizar papel de calco o papel sulfurizado y trazar el símbolo.

Consejo: Si un símbolo es demasiado complejo para dibujarlo, lo puede fotocopiar. Algunas fotocopiadoras poseen la opción de ampliación.

La transferencia al agua

Si la información de un símbolo se debe transferir al agua, puede, por ejemplo, dibujarla. A continuación, sujete el símbolo en la mano izquierda y transfiéralo mentalmente durante uno o tres minutos a un vaso de agua sin gas que sujete con la mano derecha. La versión más sencilla es ésta: coloque un vaso de agua directamente sobre el disco de símbolos durante unos minutos en el símbolo correspondiente (su disco de símbolos debe estar plastificado). A continuación, beba agua a sorbos.

Los símbolos de ambas caras del disco de símbolos también se pueden localizar de forma individual en el kit de cartas «Medicina para ser dibujada». Puede utilizar el símbolo como una sola tarjeta y luego realizar la transferencia al agua o colocar el vaso sobre dicha carta.

La transferencia a piedras preciosas

Las piedras preciosas como el cristal de roca, el cuarzo rosa o la amatista también son lugares adecuados para almacenar información.

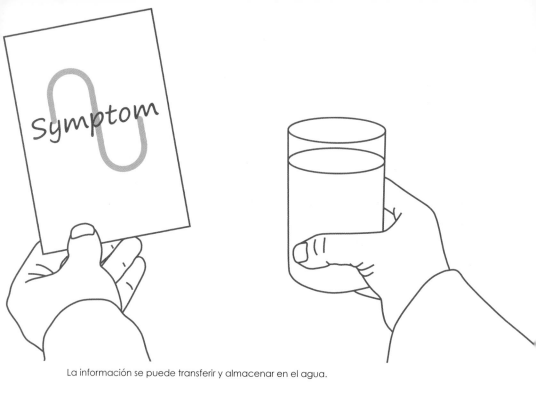

La información se puede transferir y almacenar en el agua.

Mantenga el símbolo o la carta del símbolo correspondiente de la baraja en la mano izquierda y la piedra preciosa en la mano derecha. Al igual que con la transferencia al agua, ahora transfiera mentalmente el símbolo a la piedra preciosa de uno a tres minutos. A continuación, lleve la piedra preciosa con usted durante el período de tiempo correspondiente o colóquela debajo de la almohada.

Trabajar con afirmaciones

En este libro se asigna una afirmación positiva al símbolo del lado lunar. Sienta en su interior o pregunte a su paciente si le atrae la afirmación. Si es así, busquen juntos la manera de hacer que esta afirmación resuene. Puede escribir la afirmación y pegarla en el espejo o en el ordenador, repetirla mentalmente varias veces al día, o cantarla, entre otras muchas opciones.

Otras posibilidades con el disco de símbolos

Meditación en grupo con el disco de símbolos

Según el enfoque de su trabajo, elija el lado lunar o solar. ¿Su meditación tiene que ver con la disolución de bloqueos, o sobre el mundo emocional, como una meditación sobre el corazón? En este caso, el lado lunar debe estar en la parte superior. ¿Debe invocar una energía ligera y útil? Entonces, coloque el disco con el lado solar en la parte superior.

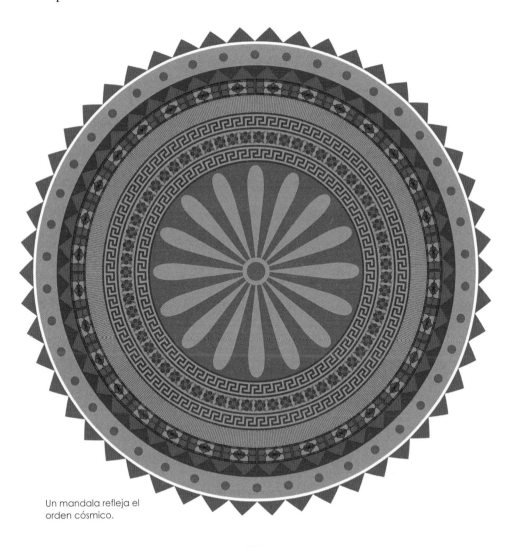

Un mandala refleja el orden cósmico.

Sitúe el disco de símbolos en el centro de su ronda de meditación, los participantes se sentarán en círculo a su alrededor. Encienda una vela de té para cada participante y colóquelas alrededor del disco de símbolos.

Para conseguir una meditación, deje volar su imaginación. Diga sus reflexiones en voz alta a todo el grupo y deje que las energías de los símbolos se propaguen por la sala con la ayuda del fuego. Comience a formular frases generales para ayudar a los participantes a integrarse en la sesión de meditación, como centrarse en la respiración, soltar pensamientos y que todas las partes del cuerpo se sientan cálidas y suaves.

A continuación hay un ejemplo de lo que podría ser una meditación en grupo:

El desbloqueo

Imagine que es un hermoso y cálido día de primavera
y va al bosque.
Siente el suave musgo bajo sus pies, escucha el canto
de los pájaros,
hay un magnífico aroma a primavera. Detrás, entre los árboles,
se ve un claro circular en el bosque. Ahí está.
El pequeño claro está inundado por la luz del sol,
y usted está de pie en el centro.
Extienda los brazos
y respire profundamente el aire fresco de la primavera.
Sienta cómo cada célula de su cuerpo se llena de esa energía fresca
y viva. ¡Qué día tan maravilloso!
Disfrute de ese momento de felicidad antes
de volver de nuevo.
Poco a poco, regresa a la realidad, pero sigue sintiéndose
renovado. Mueva las manos y las piernas, relájese
y abra de nuevo los ojos.
Permanezca mirando el mandala que tiene delante, e imagine
cómo las energías sanadoras de todos los símbolos
llenan el espacio gracias al poder del fuego.

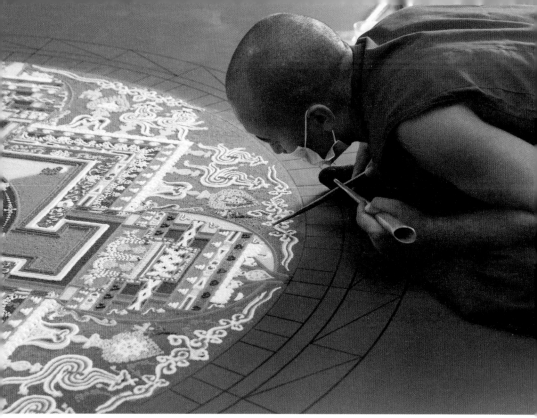

Los mandalas aparecen en todas las culturas y épocas del mundo.

En la meditación en grupo, también entra en juego la fuerza sanadora del mandala. Los mandalas, esas bonitas figuras geométricas redondas y armoniosas, son poderosos arquetipos de la creación. En muchas culturas ayudan a la meditación para que el alma encuentre su camino hacia el centro interior y las leyes del universo. El efecto sanador de los mandalas se basa en un conocimiento antiguo que sigue en la actualidad en diferentes tradiciones. Por ejemplo, los indios norteamericanos creaban mandalas sanadores en la arena para conectar con las energías cósmicas. Los aborígenes de Australia todavía los tallan en la tierra, y en el islam se encuentran en la bonita y elaborada ornamentación. También aparecen en las coloridas vidrieras de las iglesias cristianas, la catedral de Chartres es un gran ejemplo.

Los mandalas más conocidos en la cultura alemana son, probablemente, los del Tíbet, que se pintan sobre telas preciosas, llamados Thangkas. En el budismo, se consideran la imagen del universo, representan el orden cósmico. Crear mandalas forma parte de la rutina diaria de los monjes budistas. En ellos, representan diferentes formas de Buda. También sirven como pautas de meditación para los monjes. El famoso psicoanalista Carl Gustav Jung, que estudió el budismo, esbozaba cada mañana un pequeño mandala en un cuaderno para reflejar su situación interior en ese momento.

Podemos utilizar la fuerza arquetipo de un mandala circular para el trabajo de sanación, porque al enfocarnos en la imagen con el punto central, desconectamos hasta cierto punto del control de los pensamientos del hemisferio izquierdo del cerebro y accedemos a las capas más profundas de la conciencia a través del hemisferio derecho intuitivo del cerebro. Los mandalas son muy adecuados como apoyo para sacar a la luz conflictos emocionales ocultos, o para ganar confianza en uno mismo y en sus fuerzas de autosanación.

El disco de símbolos
como círculo clarificador

Si existe un problema también puede utilizar el disco de símbolos como círculo de aclaración. Escriba el problema en un papel y colóquelo en el lado lunar, concretamente en la flor de la vida del centro del disco. Deje el papel en el disco durante unos días. El poder de los símbolos en el círculo le ayudará a aclarar el problema. La flor de la vida situada en el centro siempre presenta el tema de restauración del estado armonioso. Observe en su vida cotidiana si «sucede algo» en el tiempo mientras la nota permanece en el círculo de aclaración.

Los temas que se adaptan al lado lunar para su aclaración son, por ejemplo, conflictos, desacuerdos con los vecinos, problemas con las autoridades, enfados en las relaciones, guerras entre países o similares.

El disco de símbolos para la realización
de sus deseos

Si tiene un deseo de corazón, escríbalo en un papel, colóquelo en el lado solar, concretamente en el centro del disco, en el Ypsilon. Este símbolo manifiesta lo positivo y le apoya para que lo realice en este mundo. Deje su lista de deseos en el disco durante unos días y observe si llegan a su vida energías útiles que contribuyan a la realización de los deseos. Si no sucede nada, debe trabajar con el disco como se describe en este libro, es decir, iluminar primero con la ayuda del lado lunar si existen bloqueos que impiden el deseo de su corazón.

Los temas que se adaptan al lado solar sobre los deseos del corazón son, por ejemplo, «me gustaría conocer a mi alma gemela», «salud para mi abuela», «deseo un hijo», «paz para el mundo», o similares.

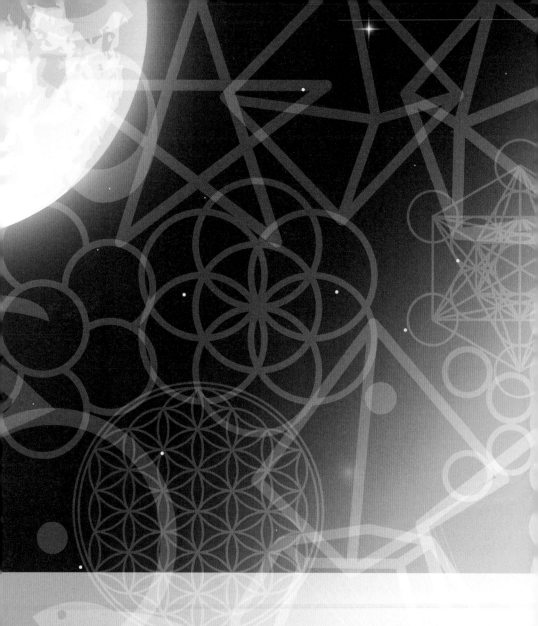

Parte III:
Descripción
de todos los símbolos

Bienvenido a la sección de referencias

Si ha seguido mi libro hasta este punto, ya conoce los fundamentos teóricos del trabajo con el disco de símbolos y cómo puede utilizarlo en la práctica.

En esta sección de referencia encontrará los símbolos individuales, divididos en los del lado lunar, seguidos de los del lado solar. Al principio, los símbolos del centro del disco, la flor de la vida y la Ypsilon, se describen de nuevo con detalle.

Nota: En los símbolos individuales, cambio el modo de dirigirme de usted a tú, pues esta forma es más cercana y habla directamente al alma.

Sobre la técnica de trabajo

Comience a trabajar con el disco de símbolos del mismo modo que está acostumbrado a hacerlo en terapia: por ejemplo, purifique la habitación de antemano con varillas de incienso o combinaciones de aromas de esencias puras, y póngase en un estado psicológico equilibrado.

Le recomiendo que primero reflexione o medite un poco sobre el símbolo seleccionado o probado antes de leer el texto. Sólo con mirar el símbolo puede resonar con su contenido informativo. Al mismo tiempo, esto le permite pensar más en su tema. Lo mejor es escribirlo, como en una sesión de tormenta de ideas. Cuando lo lea detenidamente más tarde, podrá obtener valiosas referencias sobre su tema que sólo podrá descifrar con una comprensión más profunda.

Sólo después de una cuidadosa consideración y reflexión, lea la descripción adicional del símbolo en este libro y la analogía numérica correspondiente, porque también le puede proporcionar pistas valiosas relacionadas con sus inquietudes.

Armonía universal

La Geometría Sagrada se considera el lenguaje original de la creación y se refiere al orden divino que crea las leyes de la física, la biología y a nosotros mismos: la flor de la vida se considera, por tanto, el patrón básico en el que se basa toda la existencia.

En el lado lunar del disco de símbolos, la flor de la vida está entrelazada con 18 símbolos de la Geometría Sagrada: todos estos símbolos se encuentran en la propia flor de la vida, podríamos hablar de aspectos parciales. Al trabajar con el disco de símbolos, este símbolo nos ayuda a restablecer la armonía universal. Todo bloqueo significa que nos hemos alejado del estado natural primigenio de plenitud, de armonía universal.

La flor de la vida nos ayuda a encontrar el camino de vuelta a esa armonía, en la que todo transcurre según el plan divino. Este símbolo es portador de altas energías y, por tanto, favorece nuestro bienestar y crecimiento espiritual. Cada una de las células de nuestro cuerpo reconoce ese orden superior y trata de alinearse a él. Para muchas personas, la flor de la vida se ha convertido en un símbolo importante y universalmente aplicable a la sanación. También se utiliza para energizar el agua potable.

Mi deseo es que todos los hogares tengan el símbolo de la flor de la vida. Muchos testimonios describen que la aplicación del símbolo proporciona alivio en caso de dolor.

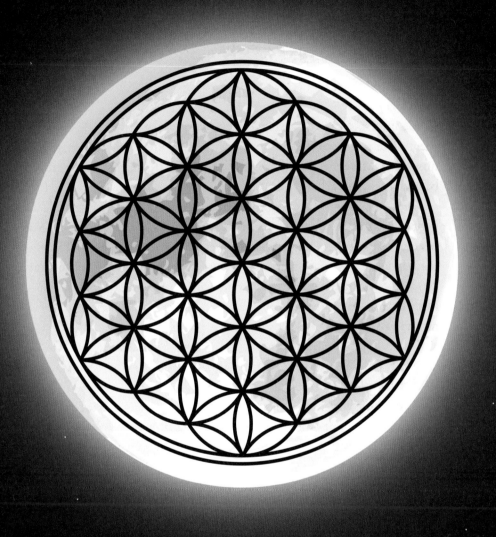

Punto con círculo

Autoexpresión

El punto con círculo se llama signo del sol, símbolo del poder divino y del alma. Simbólicamente, lo divino irradia hacia fuera desde el centro.

Si tu intuición te ha guiado hacia este signo, éste pretende que te centres más en tu punto interior en relación con tu deseo/problema: persigue tus visiones y no dejes que las propuestas bien intencionadas del mundo exterior te disuadan. Confía en tu intuición, en el centro de tu cuerpo, no ocultes tu talento. Puedes alejarte del centro y manifestarte, dejar que tu luz brille.

El número 1 te indica que todas las posibilidades están en ti, ¡atrévete!

Los posibles bloqueos

❶ Las emociones negativas que obstruyen el flujo del chakra del plexo solar están sanando.

❷ Puedes conocerte a ti mismo. No tengas miedo de tu propia grandeza.

❸ No te resignes, déjate guiar por la gente que te incentiva.

Afirmación sanadora
Confío y actúo desde mi interior.

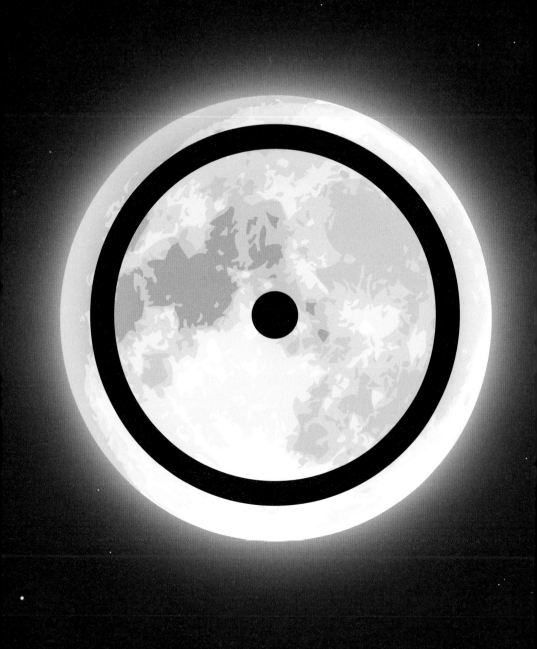

Vejiga natatoria, Vesica piscis

Fluye

Vesica piscis es la segunda esfera de la flor de la vida. La forma interna recuerda a un pez, de ahí que el símbolo también se llame vejiga natatoria. Ambas esferas se solapan: en el centro se crea un elemento completamente nuevo; la unión del óvulo y el espermatozoide también tiene este aspecto esquemático.

Si te has dejado llevar de forma intuitiva por este signo, éste te indica que te entregues por completo al flujo de la vida, algo nuevo quiere mostrarse o ser creado por ti. En ocasiones, no es fácil sumergirse en el flujo de la vida. Nos aferramos, o simplemente nos falta valor para saltar al agua.

El número 2 simboliza que vivimos en un mundo de polaridades, que hay que elegir entre dos posibilidades.

Los posibles bloqueos

❶ No te aferres a lo viejo, todo fluye.

❷ El miedo es un gran potencial de prevención. Todo procede según tu guía divina.

❸ Aferrarse aporta una supuesta seguridad. Pero la alegría está más allá de toda seguridad.

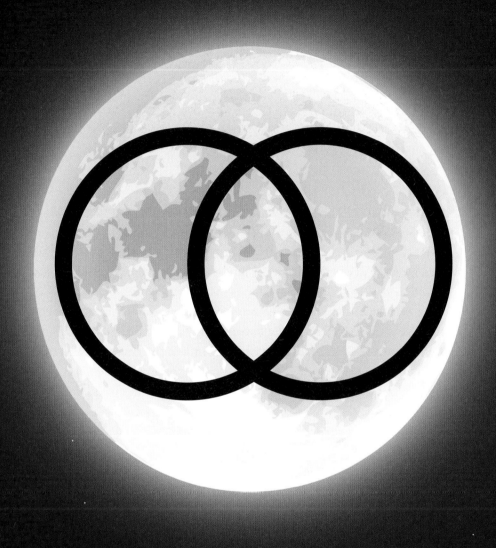

Afirmación sanadora

En el fluir de la vida, me siento ligero y seguro.

Autoestima

El icosaedro está formado por veinte triángulos y es uno de los cinco sólidos platónicos. Se asigna al elemento del agua.

Si tu intuición te ha guiado hasta este símbolo, necesitas ocuparte de tus emociones. ¿Hay áreas de tu vida en las que tus emociones te impiden avanzar? Algunos virus también tienen la forma de este poliedro, por eso habría que examinar análogamente si hay áreas o personas en tu vida de las que te resulta complicado separarte. En ocasiones, tu amor propio y sentido de la autoestima sólo se pueden alimentar con un claro no.

El número 3 simboliza la armonía y el equilibrio completos; esta totalidad también se expresa con el símbolo del triángulo. Cuando tienes amor propio, estás en armonía con la existencia.

Los posibles bloqueos

❶ La claridad en tu mundo emocional allanará el camino para todos los pasos posteriores.

❷ Acepta tu propio dolor emocional, lo que proporciona compasión por los demás.

❸ Aprende a decir no más a menudo para poder desarrollar tu amor propio.

Afirmación sanadora

Creo en mis sentimientos; me sirven como brújula.

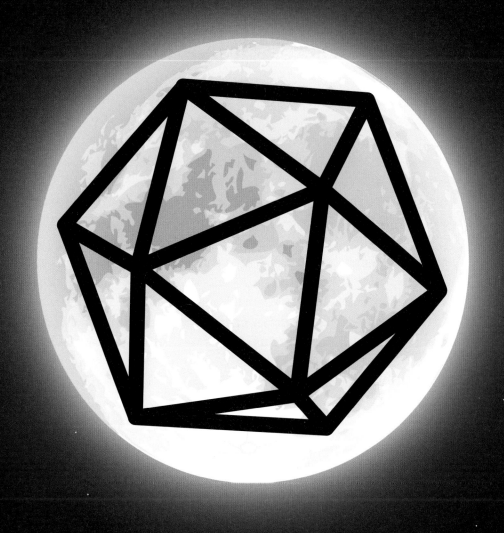

Cubo

Desarrollo a través de la conexión a tierra

El cubo es uno de los cinco sólidos platónicos y se le asigna el elemento tierra. Simboliza los cuatro elementos: fuego, agua, tierra y aire. Su estructura clara caracteriza el orden y la conexión a tierra. Sólo un árbol muy arraigado a la tierra tiene la posibilidad de crecer de forma estable. Ninguna tormenta lo puede desequilibrar.

Es posible que te falte cierta base para hacer crecer tus proyectos. Si sientes que perteneces más al elemento aire, sería adecuado canalizar más energías terrestres en tu vida a través del equilibrio. En este caso, una rutina diaria habitual puede hacer maravillas.

El número 4 representa la manifestación y se muestra en el símbolo de un cuadrado. El 4 te apoya a la hora de realizar tus intenciones.

Los posibles bloqueos

❶ La falta de conexión a tierra impide un crecimiento estable.

❷ La falta de conexión a tierra te resta resistencia para la ejecución de tu proyecto.

❸ Sólo una profunda conexión a tierra en el aquí y el ahora permitirá el florecimiento de tu chakra de la corona.

Afirmación sanadora

En la naturaleza obtengo la estabilidad necesaria para mi vida gracias a la Madre Tierra.

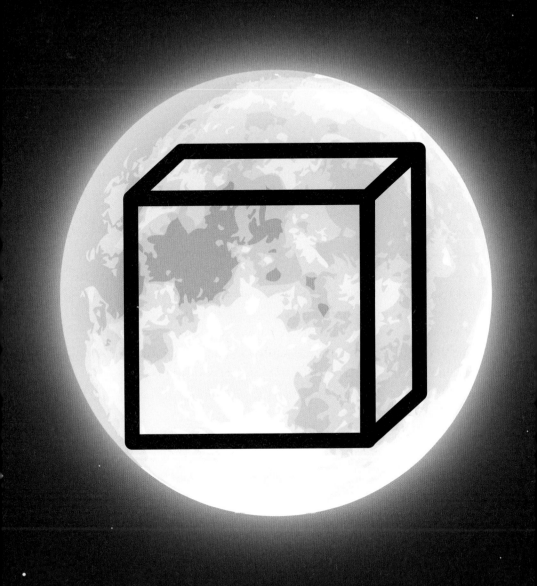

Pentagrama

Conexión: Corazón y mente

Desde la antigüedad, el pentagrama se ha considerado un símbolo de protección. La órbita planetaria de Venus, el planeta del amor, también forma un pentagrama sobre la tierra cada ocho años, el cual parece un escudo protector.

Si tu intuición te ha guiado a este signo, puede que te hayas encerrado en ti mismo porque tienes miedo de algo o quieres protegerte, o tal vez estás muy involucrado en las cosas materiales. La estrella de cinco vértices también simboliza que después del 4, el número de la tierra y la materia, aparece el quinto elemento, el espíritu puro. Recurrir a la energía de Venus, al arte, al amor, a la belleza y a una actitud de apertura a las percepciones espirituales ayuda a eliminar los bloqueos.

El número 5 representa el poder espiritual que ahora se suma. Todo lo que antes era estático y rígido ahora tiene alas.

Los posibles bloqueos

❶ El miedo es un obstáculo para la apertura del corazón.
❷ Los que están demasiado inmersos en la vida material necesitan el polo opuesto de la fuerza de Venus para fluir de nuevo.
❸ Sigue comprendiendo las ideas espirituales.

Afirmación sanadora

Me abro a las cosas bellas de la vida y a las percepciones espirituales.

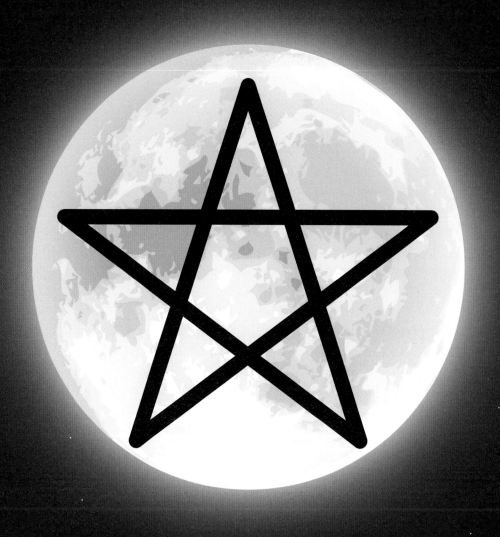

Tetaedro

Fuego de purificación

El tetraedro es uno de los cinco sólidos platónicos y se asocia al elemento fuego. El poder purificador y sanador es inherente al fuego. Puede transformar sustancias y transferirlas a otros estados de existencia.

Si tu intuición te ha llevado a este símbolo, debes preguntarte en qué parte de tu vida necesitas procesos de purificación o transformación. El fuego se asocia al Sol. Sean cuales sean tus necesidades, la poderosa energía solar te ayudará en la transformación y liberación de oscilaciones negativas.

El número 6 indica el estado de armonía que te espera tras el proceso de conversión.

Los posibles bloqueos
1. Puede que estés experimentando circunstancias poco claras, el sol aporta luz a dichas relaciones.
2. Un proceso de transformación te espera desde hace tiempo. No dudes más.
3. Bloquea el problema físico y mental: debes tener como objetivo un proceso de profunda purificación.

Afirmación sanadora
El poder transformador del fuego me purifica y libera de toda negatividad.

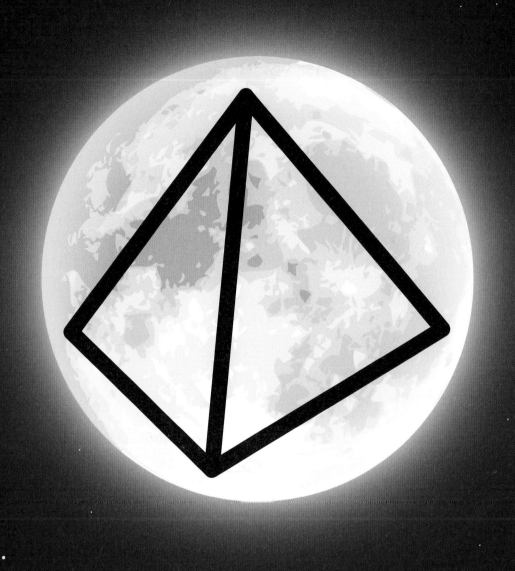

Reflexión y descanso

Con las siete esferas, surge la primera flor de la vida. Tu intuición te muestra que debes seguir un camino de creación muy fructífero. Pero para conseguirlo, debes pararte a reflexionar.

Replantéate el equilibrio entre trabajo y vida privada: sólo el equilibrio entre el trabajo y los períodos de descanso significa equilibrio y salud en la vida. Los emprendimientos fructíferos sólo surgen o continúan a partir de este equilibrio.

Cuando se hayan eliminado todos los bloqueos, el número 7 simboliza que puedes recolectar los frutos de tu trabajo. ¡Descansa y disfruta!

Los posibles bloqueos

1. Tienes miedo de quedarte sin tiempo: no, haz que el tiempo sea tu amigo.
2. Las decisiones tomadas desde la ignorancia pueden comprometer un camino fructífero.
3. Puedes descansar, de lo contrario, te faltarán fuerzas para poder seguir tu camino.

Afirmación sanadora

Saco fuerzas de la paz.

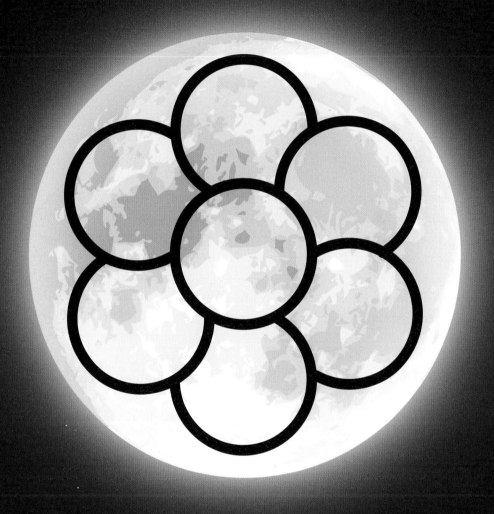

Octaedro

La ligereza en la vida

El octaedro de ocho caras es uno de los cinco sólidos platónicos y se asocia al elemento aire.

Puede que estés estancado en una situación en este momento. El elemento aire te ayuda a encontrar la salida. El aire es ligero. Dirige tu vida en función de las posibilidades que te resultan fáciles de realizar. Elige el camino fácil, lo encontrarás si te guías con el corazón. Pregúntate más a menudo: ¿qué es lo mejor para mí? La respuesta no viene de tu mente, sino del corazón.

El número 8 te muestra que tras la liberación de esta situación puedes volver a trabajar en armonía y desde el equilibrio mental.

Los posibles bloqueos

❶ Si estás atrapado en una situación que te causa mucho estrés, libérate.

❷ Los apegos materiales aportan gravedad a tu vida. Deja atrás el lastre innecesario.

❸ La quema frecuente de incienso ayuda a que la energía del chi ligero vuelva a fluir.

Afirmación sanadora

Mi camino puede ser sencillo.

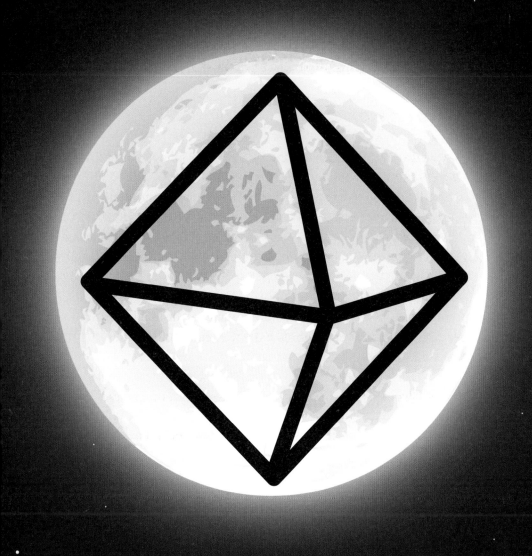

Nace una idea

El punto es la primera dimensión de la que surgirá el resto. En ella se encuentra todo el contenido. Ya se ha dado una idea de cómo proceder con tu inquietud, pero vamos a dar más pasos. Los miedos y las dudas te impiden avanzar. Pero no hay estancamiento en el universo.

Si tu intuición te ha guiado hacia este símbolo, debes liberarte de tus preocupaciones o dudas; en ese momento notarás como tu valentía crece. Dicha valentía es una cualidad divina, conéctate a ella, permítete ser valiente de ahora en adelante.

El número 9, la exaltación del uno o del punto, te da el sentido de que simplemente tienes que ser fiel a ti mismo, momento en el que desaparece toda duda.

Los posibles bloqueos

❶ No eres fiel a ti mismo, no crees en tus opiniones al cien por cien.

❷ Los miedos y las dudas extenuantes te impiden dar el siguiente paso.

❸ Sé valiente. La valentía alimenta tu pasión.

Afirmación sanadora

Soy valiente y pondré en práctica mis ideas.

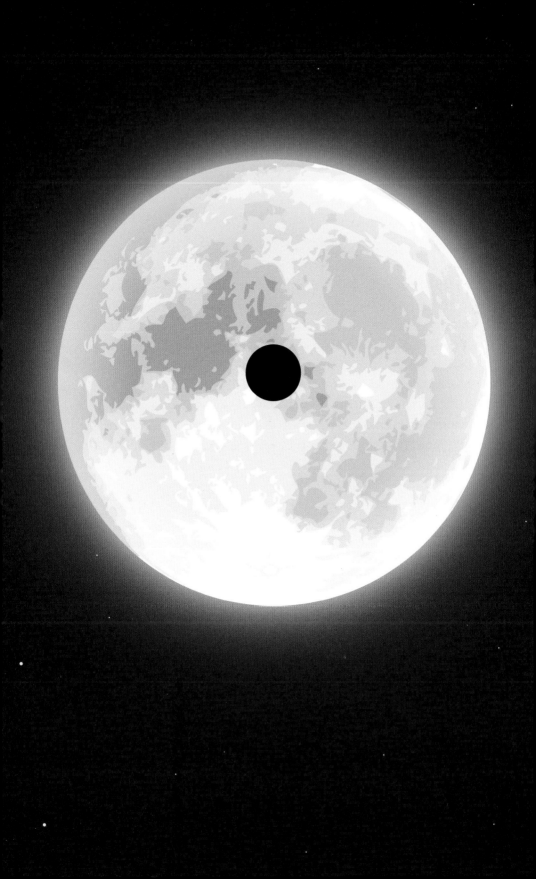

Árbol de la vida

Todo es uno

Todo está entrelazado con todo e impregnado de fuerza divina.

Éste es tu mensaje si has optado por este símbolo. El proceso de conocimiento que hay detrás significa reconocerte como un bloque de construcción importante que está conectado a todo lo que existe. De este modo, estarás en el lugar y el momento adecuado para cumplir con tus tareas. No hay coincidencias y nada es inútil. Sin ti, toda la estructura del mundo cambiaría.

El número 10 te apoya en la manifestación de tu potencial. Considérate a ti mismo y a tus tareas con seriedad e importancia, porque sólo juntos podemos elevar la conciencia en este planeta.

Los posibles bloqueos

1. Te sientes inferior y no te ven ni te reconocen.
2. Los sentimientos de inutilidad bloquean tu camino.
3. Ábrete a tus semejantes, todos sois uno.

Afirmación sanadora

Soy valioso.

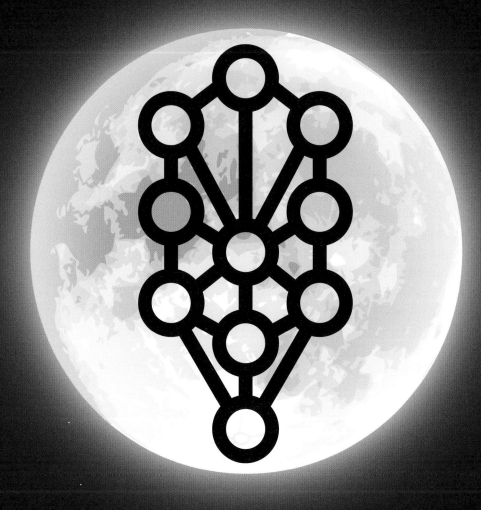

Tetraedro estrellado

Aumenta la vibración

El tetraedro estrellado está formado por dos tetraedros, dos pirámides de tres caras, uno dentro de otro.

Si tu intuición te ha llevado a este símbolo, necesitas elevar tu vibración. Por las partes superior e inferior de la pirámide pasa el tubo prana, a través del cual se absorbe la energía vital del universo. Es probable que tu energía vital esté debilitada. Piensa en qué nivel de tu vida debe realizarse el aumento de la energía vibracional: aprender una meditación ayuda a activar tu campo de luz (por ejemplo, la poderosa meditación Merkaba, donde la respiración desempeña un papel importante).

Tratar con el número maestro 11 fortalece tu poder espiritual y, por lo tanto, también aumenta tu energía vital.

Los posibles bloqueos

❶ Hay mucho estrés en tu vida, lo cual mitiga tu energía vital.
❷ Tienes miedo de tu propia grandeza, da el paso a una energía vibracional superior.
❸ Sé consciente de tu selección de alimentos y de todo lo que te rodea.

Afirmación sanadora
Soy luz y vida.

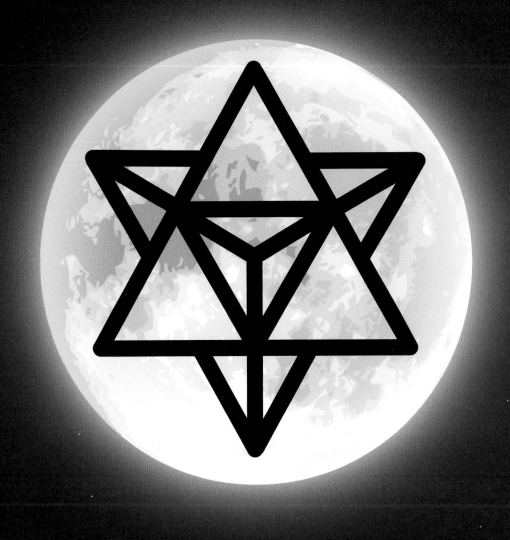

Dodecaedro

Potencial creativo

El dodecaedro está formado por 12 caras pentagonales del mismo tamaño. Es uno de los sólidos platónicos que se caracteriza por su perfecta armonía.

Como has elegido este símbolo, las indicaciones muestran que debes abrirte de forma consciente a la energía divina, al prana. La estructura del dodecaedro corresponde a la red de luz de Cristo sobre la tierra. Nútrete de forma consciente de prana, te ayuda a despegar el potencial creativo en tu vida. Todo se vuelve ligero y puede fluir, no hay nada a lo que aferrarse. Nos convertimos en uno con el plan divino. El color blanco te puede ayudar a conectar de forma consciente con esta energía divina.

El número 12 te apoya en tu camino para que dar y recibir estén en armonía. Este número promueve la expansión de tu crecimiento espiritual.

Los posibles bloqueos
❶ Debe haber, desde el principio, una decisión consciente de que quieres sumergirte en la corriente divina.
❷ No debes aferrarte a nada.
❸ Ábrete de forma consciente al potencial creativo.

Afirmación sanadora
Confío al completo en la energía divina.

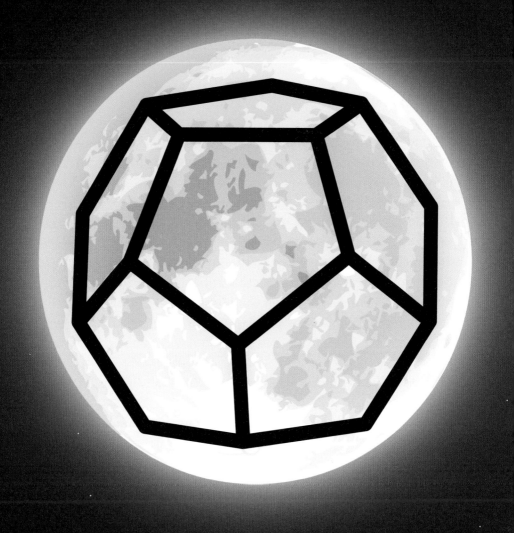

Asume responsabilidades

El fruto de la vida está formado por 13 círculos, un símbolo que simboliza simultáneamente la abundancia y el poder femenino de la creación. Son las mujeres las que se responsabilizan de sus frutos (hijos). Tú te responsabilizas de lo que se manifiesta en tu vida.

Si te sientes atraído por este símbolo, reconoce que has sembrado semillas y ahora recoges la cosecha, sea positiva o negativa. Asume la responsabilidad y no caigas en la tentación de proyectar la culpa hacia el exterior. Asume dicha responsabilidad consciente de tus acciones futuras y comprueba si están en equilibrio con tu corazón y mente.

El número 13 disuelve la inercia y permite un mayor desarrollo.

Los posibles bloqueos

❶ Has sembrado muchas semillas que no estaban coordinadas con el amor divino.

❷ Descansa para poder comprobar de antemano tus intenciones impulsivas o tus objetivos.

❸ Deja de lado tus miedos para que tus decisiones no se guíen únicamente por la mente.

Afirmación sanadora

Actúo en armonía con las energías divinas.

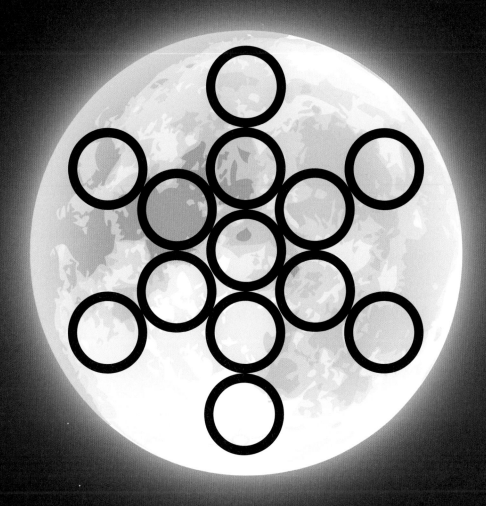

Ocupa nuestro lugar

Este pentágono es uno de los 12 elementos básicos del dodecaedro. El pentágono, con sus caras de igual longitud y ángulos interiores idénticos, se considera un símbolo sagrado y está impregnado por la sección áurea.

Si te sientes atraído por este símbolo, es posible que tu vida consista en ocupar tu lugar. «El conjunto es tan fuerte como su eslabón más débil»: significa que debes reconocer de forma consciente tu misión y ocupar el lugar que te corresponde en una determinada jerarquía, por ejemplo, en una familia o empresa.

El número 14 simboliza que la cantidad adecuada de serenidad y del impulso de querer desarrollar cosas nuevas conduce a la meta.

Los posibles bloqueos

❶ Los temores te impiden ocupar el lugar que te corresponde.
❷ El amor propio es importante para poder ocupar tu espacio.
❸ Deja de lado toda autocrítica. Puedes lograr tu misión.

Afirmación sanadora

Resuelvo todos los desafíos y las tareas con facilidad.

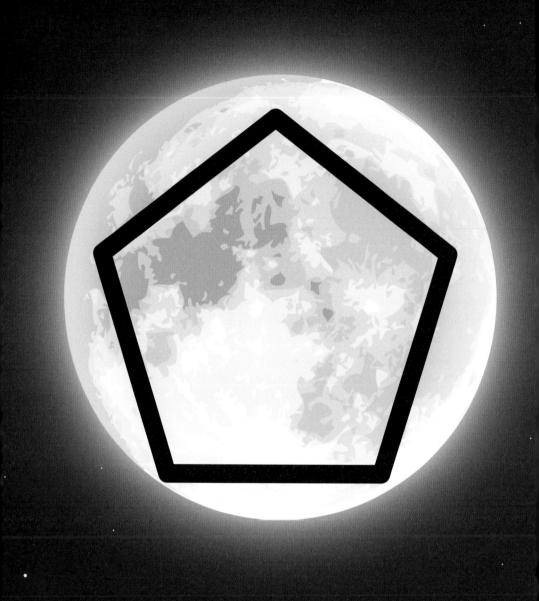

Energía del corazón

El campo magnético del corazón se expresa a través de la forma del torus. Con esta estructura única, es posible sostener y permitir que fluya la energía vital.

Si has elegido de forma intuitiva este símbolo, tu petición tiene que ver con un asunto del corazón. Conecta con tu energía del corazón, entra en la perspectiva del águila y contempla los acontecimientos de tu vida con gran visión. Cuando estás en esta energía, el perdón es posible para ti y para los demás. Una vida desde dicha energía allana el camino correcto. Todos los esfuerzos, luchas y desesperación se despejan con el poder del amor.

El número 15 te ayuda a utilizar el poder de tu corazón.

Los posibles bloqueos

❶ El amor debe desbordarse, no lo retengas.

❷ Cuando la mente domina, no puedes escuchar el lenguaje del corazón.

❸ Deja de lado toda autocrítica. Puedes hacer tu misión.

Afirmación sanadora

Mi corazón lo perdona todo y me muestra el camino correcto.

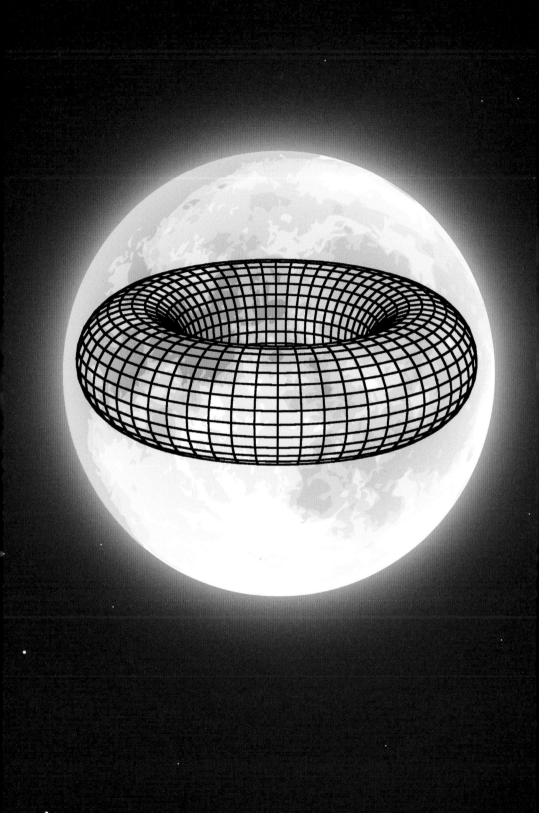

Semilla de la vida

Prepara el camino

Los primeros siete círculos del centro de la flor de la vida se denominan «semilla» o «semilla de la vida». Simbolizan el diseño del universo; la génesis, que tuvo lugar en siete días.

Si te ha atraído este símbolo, tu tema gira sobre una piedra angular en el plano de la vida. Quizá necesitas un poco de paz y tranquilidad para contemplar o disfrutar de tu creación, ahora puedes recoger los frutos. Tal vez tu vida indica que debes poner la primera piedra de los cimientos. Si es así, es un momento óptimo para sentar las bases del futuro.

El número 16 te debería ayudar a abrirte a lo nuevo que quiere entrar en tu vida.

Los posibles bloqueos

❶ El descanso y el esfuerzo deben estar en equilibrio. Disfruta de lo que has conseguido.

❷ No te cierres a nuevas ideas o influencias que quieran entrar en tu vida.

❸ Tómate tu tiempo y coloca con calma la nueva piedra angular.

Afirmación sanadora

Integro con calma lo nuevo en mi vida.

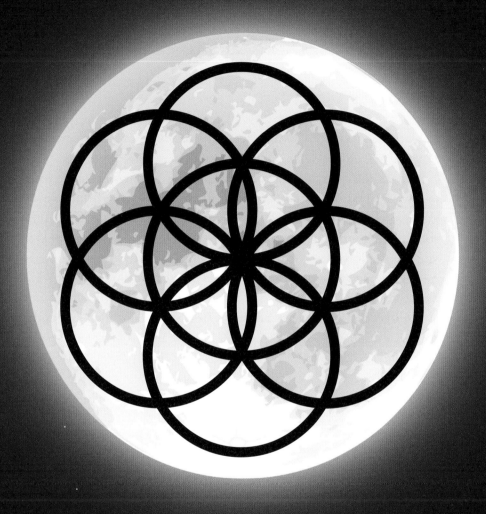

Claridad y perspicacia

El Metratón es el arcángel supremo que nos conecta directamente con la luz divina.

Si tu intuición te ha guiado a este símbolo, te muestra que es muy importante que, en tiempos de confusión y desconcierto, utilicemos la luz de la claridad para nuestras vidas y nuestras nuevas decisiones. El cubo de Metratón contiene gran cantidad de figuras geométricas claramente definidas que nos ayudan a traer la armonía perfecta a nuestras vidas: una armonía sostenida por la claridad, el amor y el conocimiento.

Confía en el número 17 porque te puede ayudar a traer esperanza y nuevo optimismo a tu vida, aunque algunas realidades puedan parecer dolorosas al principio.

Los posibles bloqueos

❶ Lo que estás haciendo debilita el poder de la conciencia.

❷ Extrae las percepciones espirituales adecuadas de lo que estás experimentando.

❸ Una situación se ha estancado porque necesita bastante claridad mental.

Afirmación sanadora

La luz del conocimiento brilla en mi camino de vida.

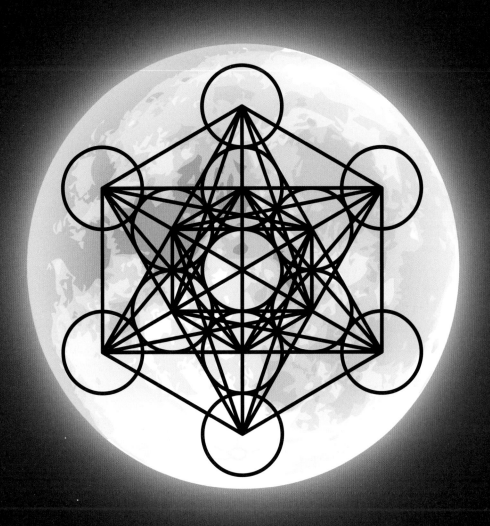

Poder del alma

La esfera es un círculo tridimensional y simboliza la perfección, también la del alma. Como símbolo femenino, nos recuerda que debemos integrar nuestros poderes femeninos. Como esfera, al igual que la Madre Tierra, debemos conectar con las fuerzas terrestres para alcanzar la perfección del alma. El polo masculino también aparece en la esfera, si la dividimos en dos mitades, tenemos ambos sexos.

Si te ha atraído este símbolo, necesitas fortalecer el poder de tu alma. Puedes conseguirlo al conectar con la naturaleza. La alta vibración de la naturaleza eleva también tu oscilación. A través de la fuerza de tu alma puedes resolver con facilidad las dificultades de tu vida y convertirte en un maestro para los demás.

La vibración del número 18 te ayuda a sacar a la luz todo problema en la sombra que pueda estar debilitando el poder de tu alma.

Los posibles bloqueos

❶ Intenta contactar con tu alma, tu guía.
❷ Vive más tus aspectos femeninos.
❸ En la naturaleza encuentras consejo y consuelo.

Afirmación sanadora

Con la fuerza de mi alma me ayudo a mí mismo y a los demás.

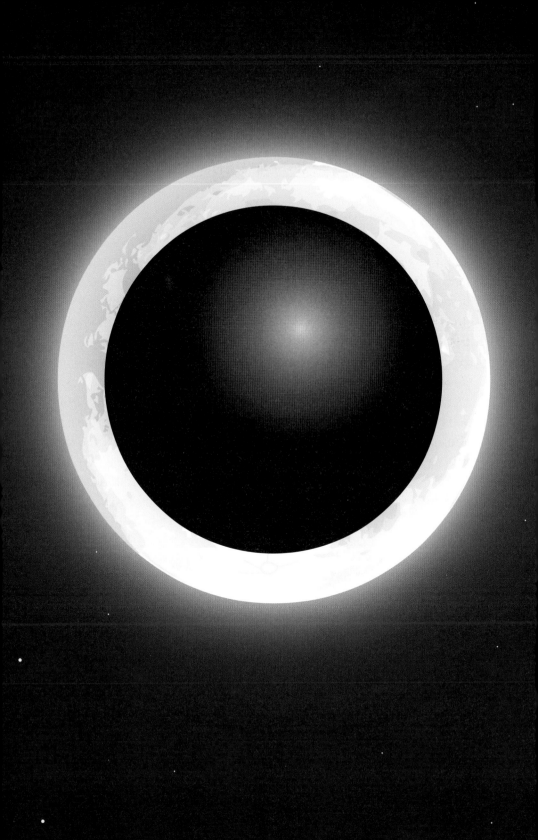

Ypsilon

Fuerza positiva

La Ypsilon situada en el centro del lado solar es un símbolo muy utilizado que corresponde a la Nueva Homeopatía, la cual siempre tiene un efecto positivo, por eso también se llama «signo de refuerzo».

La información negativa se transforma en positiva, mientras que la positiva se refuerza y se manifiesta. El buen camino y el apoyo que has experimentado para lograr tus objetivos en el lado solar del disco de símbolos se manifiestan y fortalecen con la ayuda de la Ypsilon.

En la Nueva Homeopatía, el signo Ypsilon también se utiliza para la transferencia al agua; se refuerza y consolida la información transferida a largo plazo.

Este signo se suele encontrar en la naturaleza; por ejemplo, hay ramas de árboles con forma de Ypsilon cuando se encuentran en zonas de interferencia geopática. La forma Ypsilon ayuda a absorber la energía cósmica para que el lugar negativo se convierta en positivo para el árbol y pueda así sobrevivir. En el microcosmos, bajo el microscopio, también observamos anticuerpos con esta forma. Además, se emplea como signo medicinal y se dibuja en áreas del cuerpo cuando existe congestión (venas, flujo linfático).

En el signo de la paz, la Ypsilon equilátera une los opuestos, el círculo dividido en dos mitades. Junta y manifiesta lo positivo en nuestro mundo. Todo aquel que sugiera una Ypsilon con los dedos, señala la paz: vengo en misión de paz.

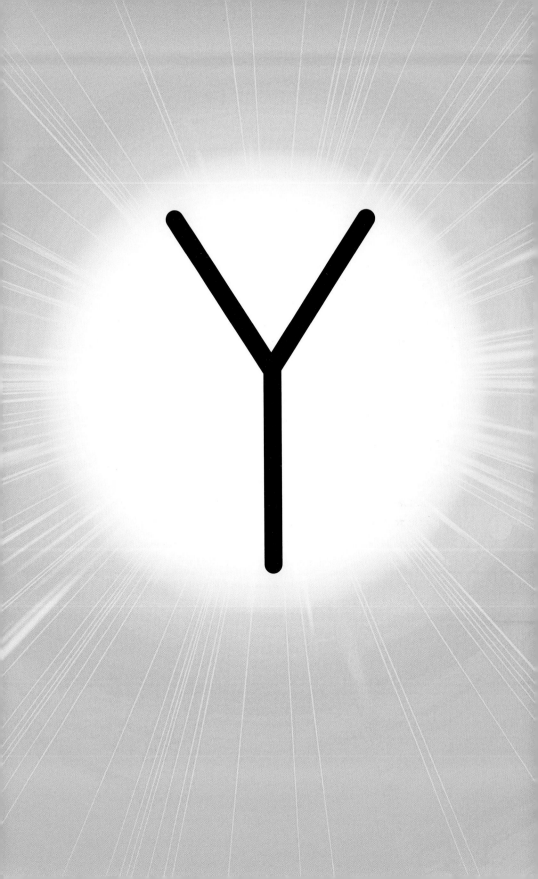

Corazón

El don de la bondad del corazón

Lo que logra tu objetivo es la bondad del corazón puro. Empieza por ti, porque el amor a uno mismo nutre. Y ya sabes: «Cada oveja con su pareja».

Si tu intuición ha elegido el símbolo del corazón, debes diseñar todos tus proyectos desde el enfoque del mismo. Esto significa que en tus proyectos también debes centrarte en el bienestar de tus compañeros. Así experimentarás milagros con rapidez. La ayuda te puede llegar de forma inesperada desde el exterior por una intención amorosa, o puede ocurrir una grata coincidencia que te apoye en el logro de tu objetivo.

El número 1 indica que puedes seguir adelante con tu proyecto con valentía. Si actúas en armonía con tu corazón, surge un poder indescriptiblemente grande a través del amor.

Entra en resonancia con el símbolo del corazón

1. Dibuja corazones clásicos en un cuaderno.
2. Haz una transferencia al agua con el símbolo del corazón.
3. Pon un corazón de piedra en la naturaleza.

Yin/Yang

Ayuda a través de la polaridad

Negro y blanco, día y noche, éstas son las polaridades complementarias de este mundo. Sólo cuando ambos polos están presentes, se alcanza la plenitud.

Si tu atención se ha centrado en este símbolo, significa que tu proyecto aún debe integrar el polo opuesto. Como virtud útil, este complemento que falta se incorpora a tu vida a través de la ley de la resonancia. Sólo cuando este aspecto adicional se integre a tu proyecto, éste será finalizado, tal y como lo deseas.

El número 2 te apoya para unir lo que al principio parece contradictorio. Puede que tengas que tomar decisiones para alcanzar tu objetivo. La energía de este número te ayuda.

Entra en resonancia con el símbolo del Yin/Yang

1. Medita sobre el fenómeno del día y la noche. Funciona si, por ejemplo, meditas al amanecer o al atardecer.
2. Pinta un cuadro en blanco y negro.
3. Transfiere la información del símbolo Yin/Yang a una piedra preciosa y llévala contigo.

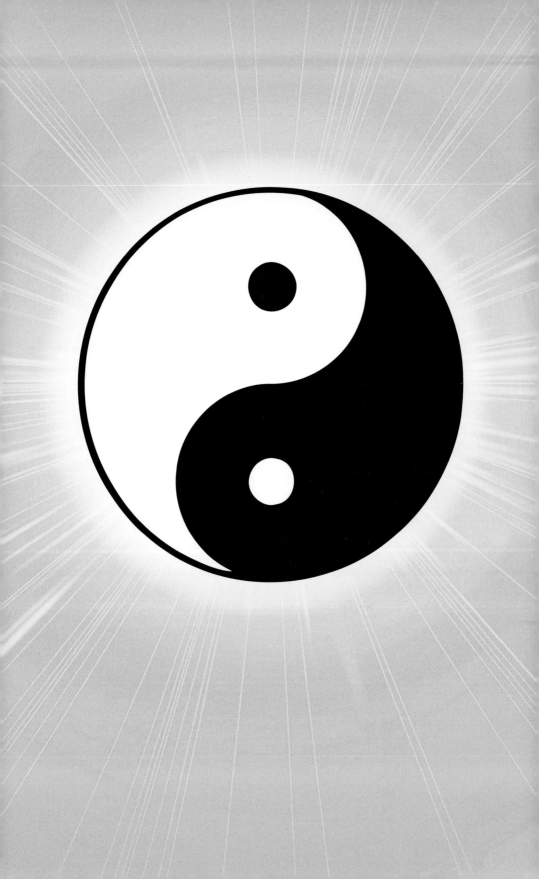

Triskele

El triple poder del movimiento

El Triskele es uno de los símbolos más importantes de la mitología celta. El movimiento y las nuevas energías llegan a caminos muy transi-
tados.

Si tu intuición te ha llevado a este símbolo, da la bienvenida a estas
útiles virtudes en tu vida, las cuales te apoyarán para que tu deseo se
haga realidad. Padre-madre-hijo, la triple espiral del signo Triskele
simboliza la novedad que entra en tu vida, porque después de 3 x 3 =
9 meses, llega el nacimiento.

El número 3 se considera el número celestial y representa la Trinidad
de Dios. El poder del movimiento que te ayuda en el camino de tu vida
es siempre positivo, orientado al futuro y al éxito de la empresa.

Entra en resonancia con el símbolo del Triskele

1. Baila con la música que más te guste y visualiza mentalmente el
   símbolo del Triskele. Haz este ejercicio una vez al día si es posible.
2. Integra más movimiento en tu vida diaria, por ejemplo, a través del
   deporte.
3. Dibuja el símbolo de Triskele en un cuaderno.

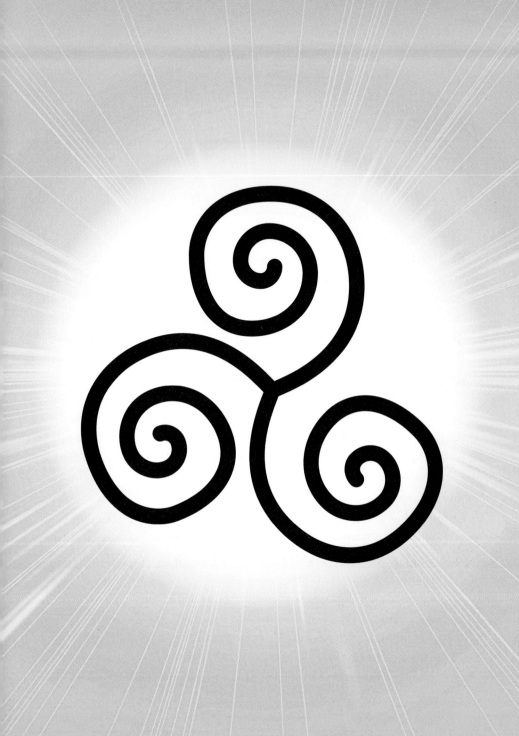

Sri Yantra

La alegría de vivir a través de la conexión a tierra

Este símbolo es la expresión más elevada de la energía de la vida y el amor con la que puedes resonar, la unión de Shiva y Shakti. El Sri Yantra no sólo es un símbolo, se cree que es una especie de generador que crea poderosos vórtices de energía y despeja las negativas del exterior. La energía de la diosa Tierra se puede sentir en el centro. Junto al amor, la alegría tiene la más alta vibración.

Si tu intuición te ha guiado hacia este signo, entonces el Sri Yantra te ayudará a materializar tu deseo con facilidad y alegría. La riqueza y el bienestar son aspectos del Sri Yantra. El Sri Yantra es una señal para el futuro.

El número 4 representa la materia, la Tierra. Recibes la ayuda y la bendición necesarias desde arriba para manifestar tu intención en este mundo.

Entra en resonancia con el símbolo del Sri Yantra

1. Guarda el símbolo en una piedra preciosa y llévala contigo.
2. Encuentra un lugar de fortaleza cerca de los árboles. Siéntate en el suelo, apóyate en un árbol y medita con el símbolo Sri Yantra. Imagina mentalmente el símbolo y observa los pensamientos que surgen en tu mente.
3. La alegría de vivir te fortalece. Dedica tiempo a las actividades alegres.

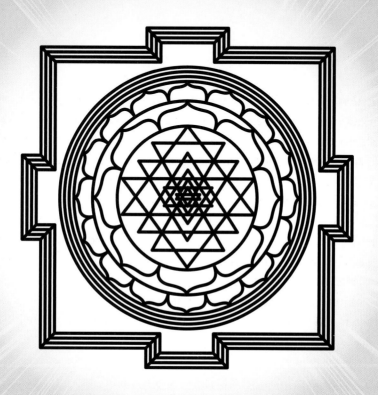

5

El ojo de Dios

Luz, amor y sabiduría

Estas tres cualidades están unidas en el ojo del dios Ra, y ahora se te pueden otorgar como nuevas virtudes.

Si tu intuición te ha llevado a este símbolo, las cualidades de la omnisciencia y la omnipresencia de Dios se deben integrar en tus preocupaciones de ahora en adelante. Este ojo espiritual también se asocia con la glándula pineal. Ponte más a menudo en la posición de observador: la visión de futuro desde arriba, desde la perspectiva del águila, aportará nuevas ideas a tu intención. Con todos tus sentidos puedes ver de qué se trata en realidad. Cuando todos los aspectos se integran, están en la luz de Dios.

El número 5 te ayuda a mirar también en el cosmos. De esta manera, logras el conocimiento de tus preocupaciones a pequeña y gran escala.

Entra en resonancia con el símbolo del ojo de Dios

1. Medita con la ayuda del ojo de Dios y siente tu conciencia en cada momento. Pega el símbolo en distintos lugares de tu casa o en el trabajo. Cada vez que tu mirada se pose sobre él, recuerda la omnipresencia de la conciencia. El ojo de Dios es el símbolo de tu conciencia.
2. Practica la visión con el «ojo interior» en una habitación oscura. Pasa la lengua por tu paladar e imagina que la glándula pineal se inunda de luz. Situada unos 5 cm por debajo del atlas, es el punto más alto de la cabeza.
3. Dibuja el ojo de Dios en un cuaderno.

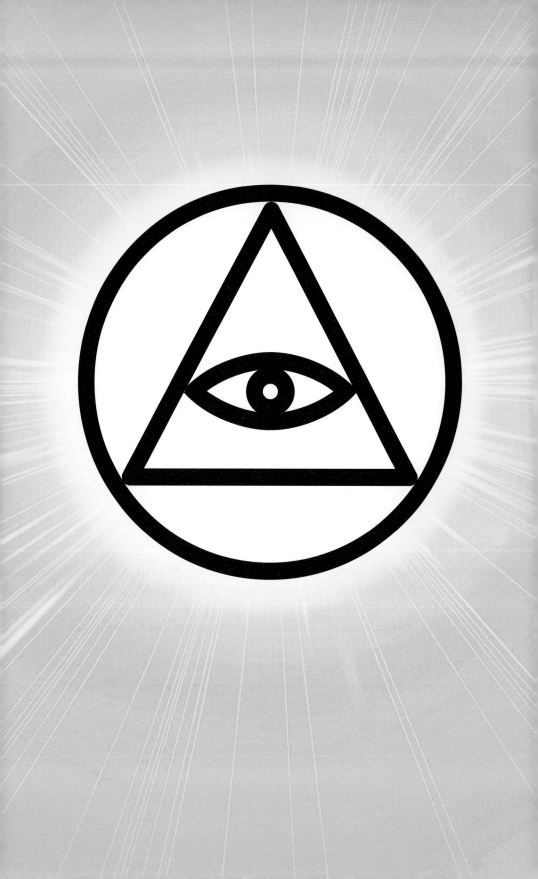

El sello de Salomón

Comprensión y unificación

En la alquimia, el hexagrama, la estrella de seis vértices, se considera un símbolo fuerte que puede unir los opuestos como el fuego y el agua.

Tu intuición te ha llevado a este símbolo. Ahora pregúntate si existen malentendidos o desacuerdos sobre tus preocupaciones. En caso afirmativo, el poder de este símbolo de doble triángulo te ayudará a encontrar nuevos métodos de comprensión, los cuales te llevarán a la unificación de los opuestos. Un vértice apunta hacia arriba, por lo que recibes el poder del cielo, mientras que con el vértice que apunta hacia abajo recibes los poderes de la tierra. Además, el sello de Salomón se considera un signo protector contra las fuerzas negativas.

El número 6 te apoya para que todas las energías entren en una relación armoniosa entre sí y con el cosmos.

Entra en resonancia con el símbolo del sello de Salomón

1. Haz una transferencia al agua con el símbolo del sello de Salomón.
2. Medita sobre el símbolo. Colócalo delante de ti, míralo y cierra los ojos. A continuación, medita hasta que consigas el silencio total del pensamiento.
3. Transfiere el símbolo a una piedra preciosa y colócala en el lugar que se relaciona con tu preocupación, por ejemplo, en el trabajo.

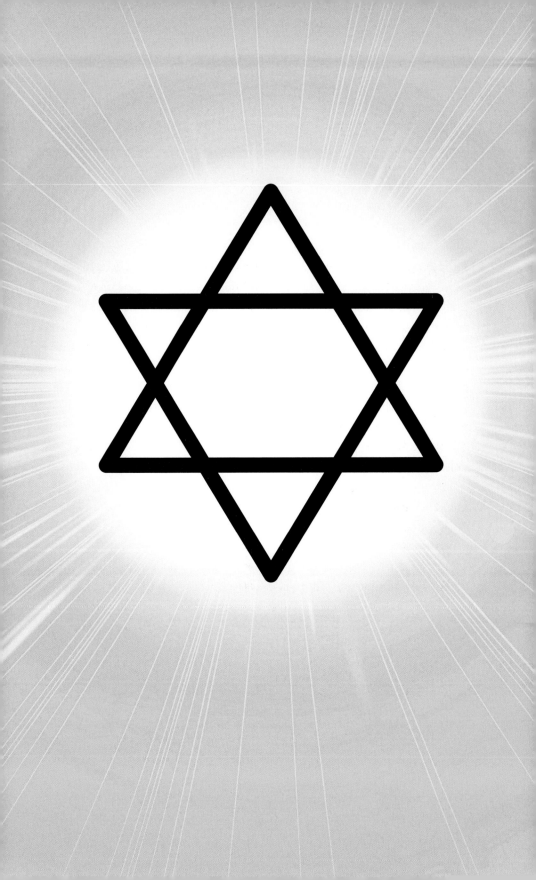

(7)

Septagrama

Conexión

La interconexión con todo lo que existe es el tema central de este símbolo. Formado por siete triángulos, muestra su interconexión, todo está conectado con todo lo que existe. Nadie está aislado, nadie está solo.

Si tu intuición te ha guiado hacia este símbolo, ahora se te otorga su virtud central: el sentido de comunidad, juntos somos fuertes. Puede que te hayas sentido solo con tus preocupaciones. Con la ayuda del septagrama podrás volver a sentirte como parte del todo y se te otorgará la ayuda de la comunidad.

El número 7 te permite tomarte un tiempo de descanso. Puedes coger los frutos de tu trabajo, pues ¡el séptimo día descansarás!

Entra en resonancia con el símbolo del septagrama

1. Implícate en la economía colaborativa, el futuro de compartir (compartir coche, comida, etc.) y forma parte de él.
2. Haz una transferencia al agua con el símbolo del septagrama.
3. Intenta dibujar este símbolo.

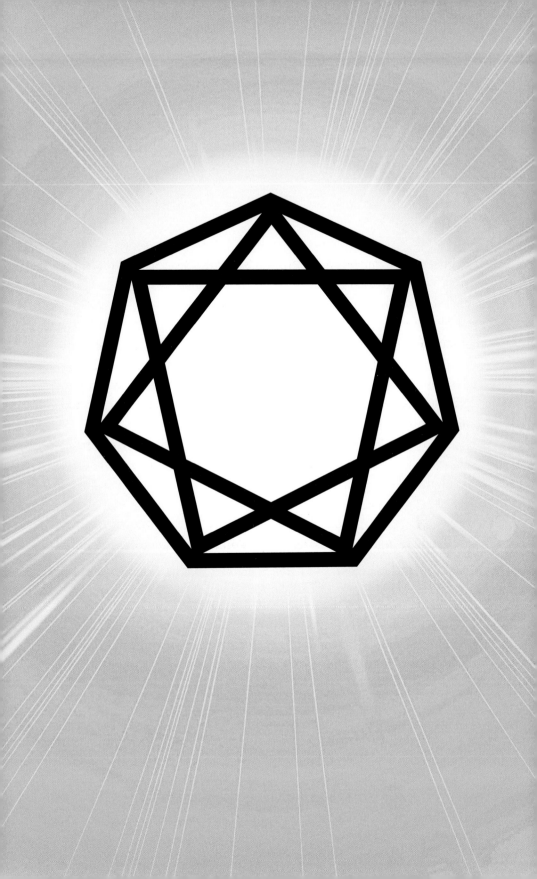

El ocho tumbado

Armonía

Si buscas soluciones a los problemas, no debes mirar sólo en una dirección. Gran parte del tiempo estamos anclados en la mente, en el lado analítico/racional de nuestros dos hemisferios cerebrales.

Si tu intuición te ha llevado a este símbolo, ahora puedes encontrar situaciones correctas desde un enfoque holístico. El ocho tumbado te ayuda a conectar ambos hemisferios del cerebro para que el hemisferio derecho, que representa la intuición y la creatividad, esté también implicado. Si ambos hemisferios del cerebro están conectados, la armonía universal es la fuerza que te ayudará con tus preocupaciones.

El número 8 representa la renovación. Ahora pueden aparecer soluciones que no surgen de las limitaciones de nuestro pensamiento, sino de la infinidad del ser.

Entra en resonancia con el símbolo del ocho tumbado

1. Repite la figura del ocho con ambos brazos, uno tras otro, en ambas direcciones.
2. Dibuja el ocho tumbado muchas veces en un cuaderno.
3. Medita sobre el ocho tumbado de color púrpura (un color espiritual que armoniza la conexión entre el cielo y la tierra como una mezcla entre el azul y el rojo): dibuja el símbolo una vez con color morado y obsérvalo. Cierra los ojos y deja que aparezca en tu mente.

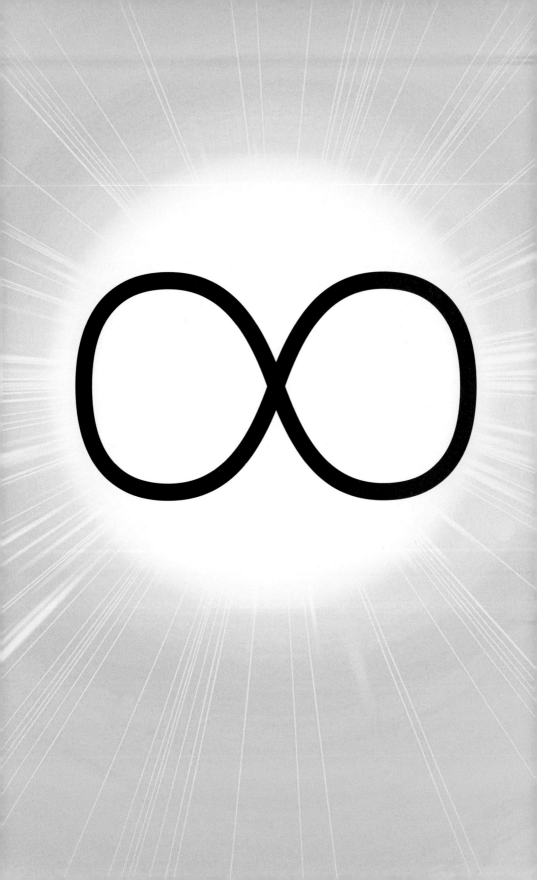

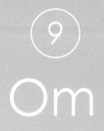

Om

El sonido del universo

El OM te ayuda a reconectar con tu energía vital. Se dice que OM (o AUM) es el sonido primordial del universo, la vibración de la que surgió todo. Es el más importante de todos los mantras.

Si tu intuición te ha guiado hacia este signo, este símbolo arquetipo de la creación devuelve las cualidades de la alegría y la paz a tu vida y armoniza todos los chakras.

El número 9 también representa el poder espiritual más elevado. Te ayuda a conectar con la fuente divina. Así, basado y enriquecido por la luz divina, encontrarás buenas soluciones para tus inquietudes.

Entra en resonancia con el símbolo del Om

① Dibuja un gran cuadro con el OM y cuélgalo.
② Entona el mantra OM. Siéntate cómodamente con las piernas cruzadas y con la columna vertebral recta. Sigue entonando OM hasta que sueltes toda la respiración. Entona OM varias veces al día.
③ Escucha CDs con el Mantra OM.

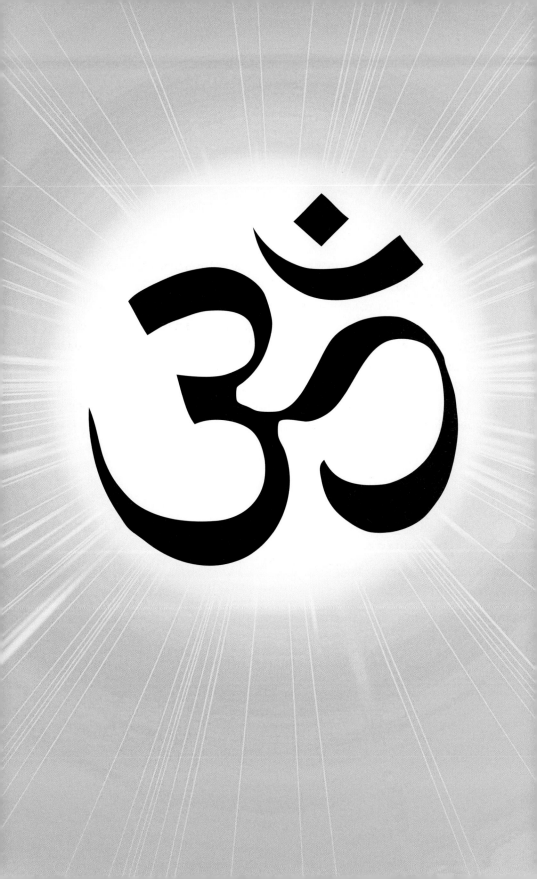

Rueda de la vida

El camino hacia la libertad

Puede haber fuerzas inconscientes en tu vida que bloqueen tu energía para las cosas nuevas que te esperan. Con la rueda de la vida tienes la oportunidad de dar el ansiado salto a la libertad.

Si tu intuición te ha llevado a este símbolo, ahora puedes salir de viejos procesos de pensamiento o hábitos, o separarte de las personas que ya no son adecuadas para ti. Las fuerzas motrices de la rueda también te pueden ayudar a ascender a un nivel espiritual superior.

El número 10 indica que has llegado a un punto de inflexión importante en tu vida. Por ello, mantén los ojos abiertos para las novedades o los cambios que quieran aparecer en ella.

Entra en resonancia con el símbolo de la rueda de la vida

1 Medita y reflexiona sobre esto: ¿hay algo nuevo en tu vida? Escribe estos puntos en una lista.
2 Haz una transferencia al agua con el símbolo de la rueda de la vida.
3 Dibuja la rueda de la vida en un cuaderno.

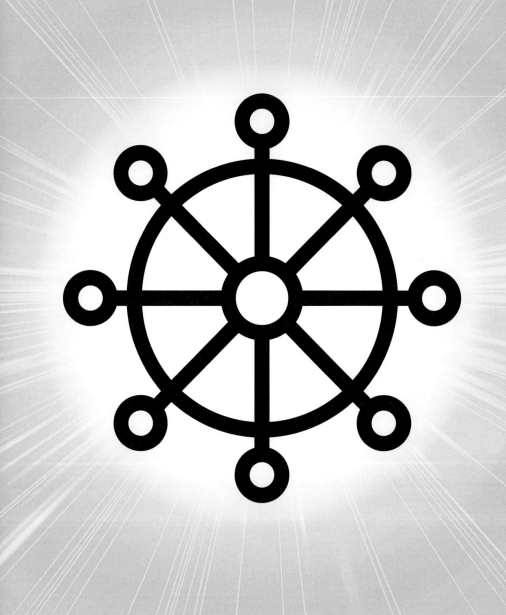

La luna

Fuerza elemental femenina

La luna está conectada con el elemento tierra, el agua, y representa las fuerzas elementales femeninas. El símbolo de la luna te ayuda a volver a contactar con tu alma y a abrirte a tus poderes intuitivos.

Si tu intuición te ha guiado hacia este símbolo, te proporcionará una visión del inconsciente que es importante para que aclares tus preocupaciones actuales. Ahora puedes sentir mejor tus verdaderos sentimientos y confiar en ellos. Suelta tus resistencias y déjate llevar por los ritmos de la vida.

El número 11 representa la espiritualidad y el misticismo. Te apoyará para que vuelvas a estar en contacto con la sabiduría de tu alma.

Entra en resonancia con el símbolo de la luna

1 Pasea bajo la luz de la luna.
2 Dibuja el símbolo de la luna en un cuaderno.
3 Concéntrate en las energías venusinas, como la belleza y el arte: visita una exposición, empieza a dibujar o a hacer una manualidad tú mismo.

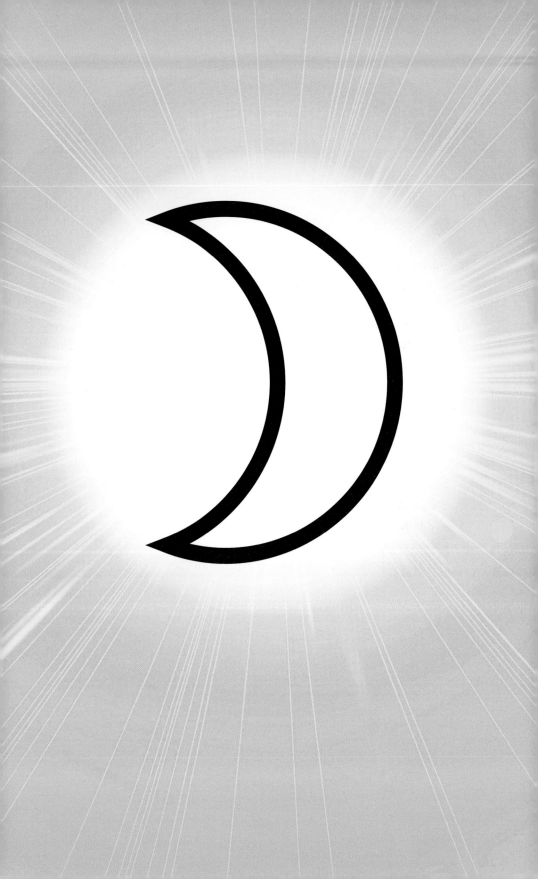

12

El ojo de Horus

Luz en la oscuridad

Horus sacrificó uno de sus ojos por su padre Osiris y lo implantó en él como el Tercer Ojo.

Tu intuición te ha llevado a este símbolo. Si hay caos en tu vida, el ojo de Horus traerá luz a la oscuridad. Sólo entonces podrás reconocer lo que realmente está en juego y tomar las decisiones necesarias o deducir las consecuencias, a la luz de la verdad.

El gran número cósmico 12 simboliza que todas las decisiones se deben tomar con el sentido de un corazón compasivo. Te apoya en tu capacidad de ofrecer para crear un equilibrio entre dar y recibir. Ésta es la base de la verdadera felicidad.

Entra en resonancia con el símbolo del ojo de Horus

1. Dibuja el Ojo de Horus en tu Tercer Ojo con un rotulador UV invisible.
2. Dibuja el ojo de Horus en un cuaderno.
3. Haz una transferencia al agua con este símbolo.

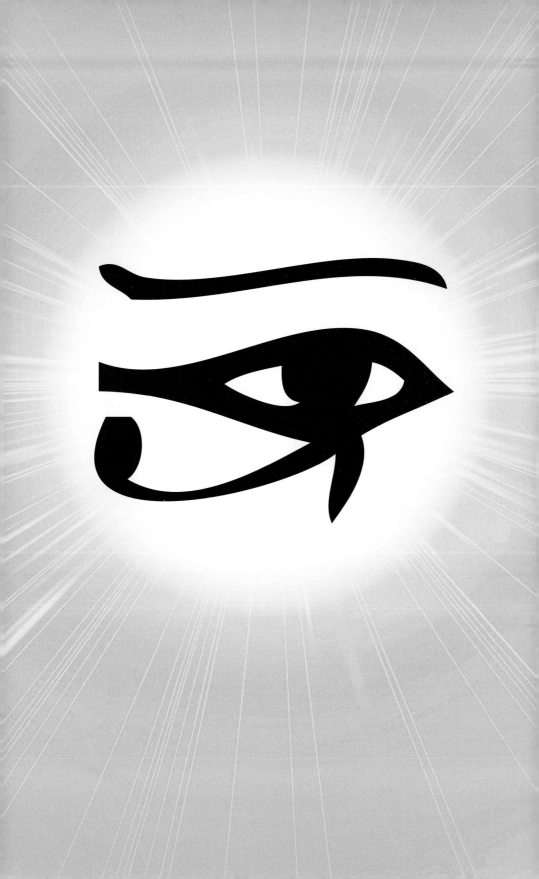

13

La runa de Othila

Regresa a casa

En el sistema de las runas, Othila es la última, por lo que se la asocia con el regreso a casa, la posesión y el hogar.

Si tu intuición te ha llevado a este símbolo, puede ayudarte a encontrar tu verdadero hogar espiritual. Incluso si estás en proceso de buscar un nuevo hogar. Pero también cuando se trata de dejar ir, ya sean las posesiones, el hogar o las relaciones, esta runa nos puede apoyar en este proceso, y especialmente en el nuevo comienzo que sigue. Siempre nos muestra el camino para encontrar el verdadero hogar, primero en nosotros mismos.

El número 13 representa la transformación, el dejar ir y un nuevo comienzo. Sumemos 1 + 3 = 4. El número 4 representa de nuevo lo tangible. Todas las ideas que queremos poner en práctica en relación con la búsqueda de nuestro hogar interior encuentran ahora un apoyo útil.

Entra en resonancia con el símbolo de la runa de Othila

1. Medita en el hogar interior. Visualiza un espacio en tu corazón. Aquí es donde vive el alma. Vuelve a este lugar con cada meditación.
2. Embellece tu hogar.
3. Dibuja la runa de Othila en un cuaderno.

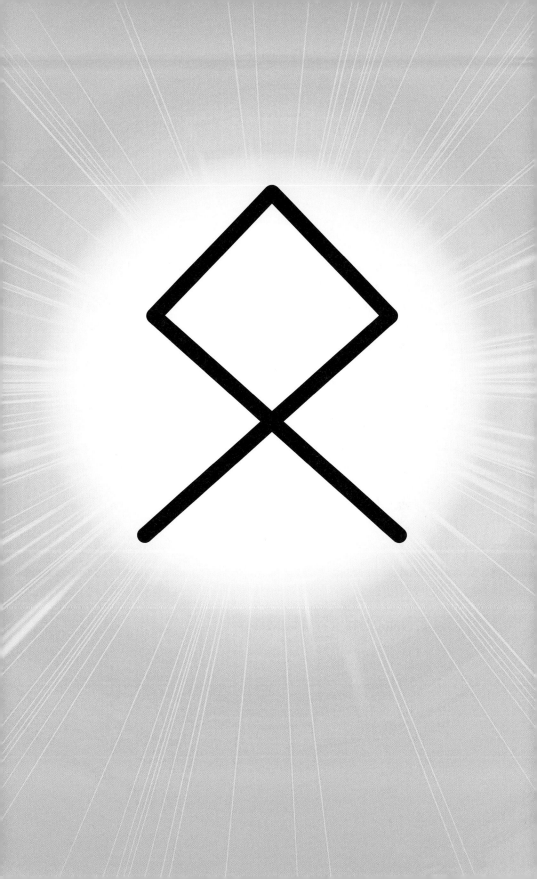

14

Espiral galáctica

Aumenta el flujo de energía

Los bloqueos pueden haber provocado el estancamiento del flujo de energía en tu vida.

Si tu intuición te ha llevado a este símbolo, la espiral galáctica te apoya ahora para que todo vuelva a fluir. Además, es uno de los símbolos energéticos más poderosos. Las energías fluyen por igual y de forma continua hacia dentro y hacia fuera. La vida es movimiento y cambio. Estas virtudes quieren llegar ahora a tu vida.

El número 14 apoya tu impulso de desarrollar cosas nuevas con paciencia y perseverancia. La energía de la espiral galáctica te apoyará en la búsqueda de nuevas formas de alcanzar tu objetivo.

Entra en resonancia con el símbolo de la espiral galáctica

1. Dibuja la espiral galáctica en un cuaderno.
2. Pinta una piedra con este símbolo y colócala en tu casa o en tu trabajo.
3. Medita sobre el símbolo de la espiral galáctica. Imagina en tu mente cómo esos vórtices de energía despliegan sus fuerzas en el universo, llevando todo al orden divino.

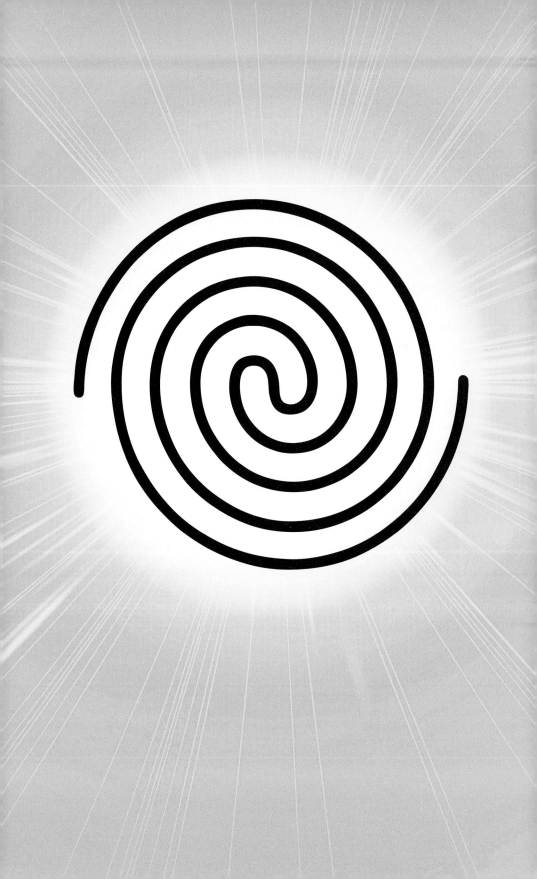

15

Paz

Encuentra la paz

La verdadera comunicación sólo es posible en la paz, y dado que has elegido este símbolo, indica que éstos van a ser los próximos pasos en tu camino. La verdadera victoria nunca se puede lograr mediante la lucha y la violencia. Este símbolo muestra el carácter unificador: un círculo dividido en dos mitades. La Ypsilon une ambos opuestos.

Si tu intuición te ha llevado a este símbolo, te convertirás en un luchador por la luz que nace de la paz. Te ayudará a no actuar precipitadamente por tus emociones, sino con deliberación y por el bien de todos los implicados.

El número 15 te ayuda a utilizar tu poder y tu fuerza en la vida. No se trata de un poder manipulador, sino de la fuerza que sacas de tu centro, tu centro de paz, y la utilizas para el bien de todos.

Entra en resonancia con el símbolo de la paz

1. Únete a algún movimiento pacifista de donde vives o sigue una propuesta de Internet para meditar por la paz en un momento concreto.
2. Haz una transferencia al agua con el símbolo de la paz.
3. Dibuja el símbolo de la paz en un cuaderno.

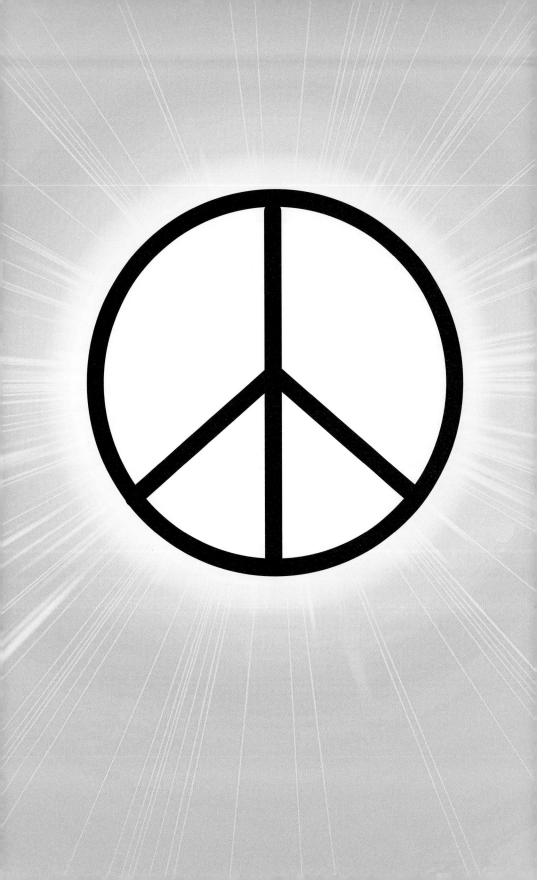

Laberinto

Encuentra tu propio camino

Ya has decidido seguir tu propio camino. El símbolo del laberinto te apoyará para continuarlo, y te dará el valor que necesitas para no volver a tu zona de confort.

Si tu intuición te ha llevado a este símbolo, no debes mirar demasiado hacia atrás. Aunque el camino sea duro y difícil, como las perlas, conseguirás tus propias experiencias en la trayectoria hacia la meta, hacia el centro. No conoces el camino, por lo que no sabemos si hay que ir hacia la izquierda o la derecha. Confía en tu intuición, no te equivocarás, alcanzarás la meta y serás recompensado de manera abundante.

El número 16 también te ayuda a eliminar obstáculos y a superar situaciones complicadas.

Entra en resonancia con el símbolo del laberinto

1. Ejercicios como «caminar en la oscuridad» o «caminar con los ojos vendados» te ayudan a sentirte más seguro. Este ejercicio en pareja también es muy recomendable. Cierra los ojos cuando salgas a pasear. Tu pareja te lleva de la mano, deja que te guíe con confianza.
2. Haz una transferencia al agua con el símbolo del laberinto.
3. Transfiere el símbolo a una piedra preciosa y llévala contigo en todos tus viajes.

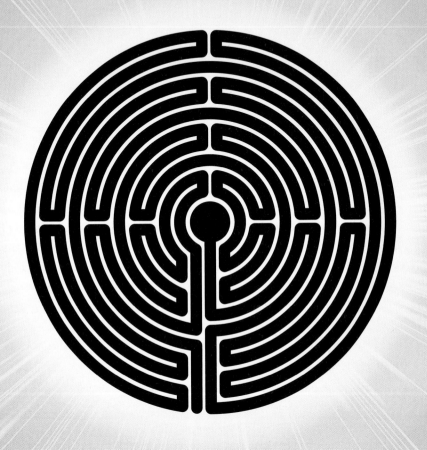

17

La confianza primigenia

Todo está bien

¿Luchas con tu destino, culpas, proyectas, tienes miedo de algo o te has sentido víctima? Todos los pensamientos negativos fluyen ahora hacia el cuenco de la confianza primigenia.

Si tu intuición te ha llevado a este símbolo, tu mente y espíritu pueden reconfortarse. Suelta todos los apegos del ego, todas las identificaciones con las emociones negativas. Lo que queda es la confianza básica. La confianza básica en ti mismo, en tu creador, en que todo es bueno tal y como es. Por fin consigues la paz y sabes que eres uno. Este símbolo te ayuda a volver a este sentimiento una y otra vez.

El número 17 te apoya en el camino de la confianza básica y refuerza tu seguridad en la guía del mundo espiritual.

Entra en resonancia con el símbolo de la confianza primigenia

1. ¿Queda algún pensamiento negativo? Dibuja en grande el símbolo de la confianza primigenia y escribe en él tus pensamientos negativos. Quema el trozo de papel.
2. Reflexiona sobre el tema de la confianza: encuentra un bonito árbol en el bosque y apóyate en el tronco. Siente el poder del árbol. Él deja ir todas sus hojas en otoño porque sabe que en primavera volverán a crecer de nuevo.
3. Dibuja el símbolo de la confianza primigenia en un cuaderno.

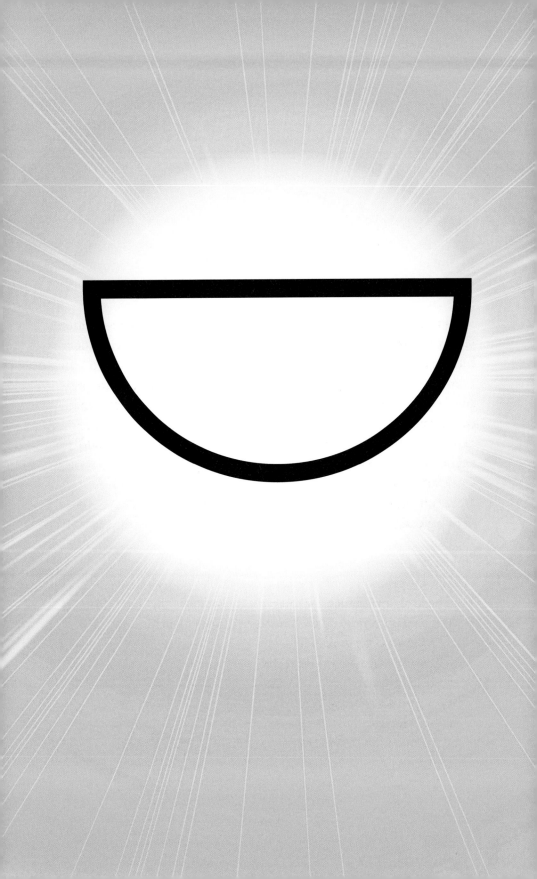

La serpiente

Vive el poder creativo

El símbolo de la serpiente quiere ayudarte con su poder de apoyo para que la energía Kundalini se despliegue, tus poderes creativos. ¿Hay áreas en las que todavía no vives tu verdad, alegría y creatividad?

Si tu intuición te ha guiado hacia este símbolo, ahora serás conducido a estas nuevas y emocionantes áreas de la vida con la ayuda de la fuerza serpentina. Tú eres el creador, porque el creador vive en ti y tú eres él. No te hagas pequeño, despliégate y muéstrate en toda tu creatividad. Puede ser un proceso difícil desde fuera, con muchos cambios en tu vida, pero recibirás el regalo de la felicidad.

Con el número 18 recibes apoyo para vivir tu nueva independencia sin miedo.

Entra en resonancia con el símbolo de la serpiente

1. Implícate en el tema de las serpientes. Puedes ver una película o visitar un zoo.
2. Haz una transferencia al agua con el símbolo de la serpiente.
3. Con un procedimiento de prueba sensible, puedes averiguar si el remedio homeopático Láquesis puede ayudarte. En caso afirmativo, busca el consejo de un homeópata experimentado.

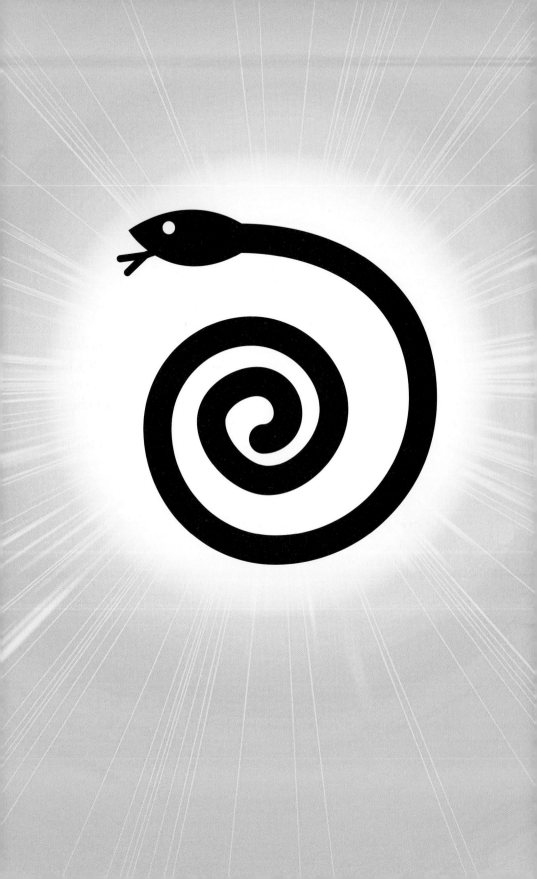

Agradecimientos

Mi primer agradecimiento va dirigido «hacia arriba». Al campo inteligente que hace posible que encuentre palabras en la memoria de mi alma que puedan ayudar a otras personas en situaciones complicadas.

En la escritura de este libro, fue emocionante tener la sensación, en función de mi situación actual en la vida, de que los textos también habían sido escritos para mí. Durante el proceso de escritura, «casualmente» siempre había tratado esos símbolos que también tenían un significado importante para mi vida. He terminado el libro con el texto del lado solar, el número 18, la «fuerza de la serpiente». Mi homeópata me recetó hace unos días Láquesis, veneno de serpiente en forma de homeopatía…

¡Deseo sinceramente que usted, sus amigos y conocidos, o pacientes, encuentren el trabajo con el disco de símbolos inspirador, enriquecedor y útil en todos los aspectos de la vida!

Atentamente:
Petra Rosa Neumayer

Direcciones de Internet

www.skripthaus.com
Página web de Petra Neumayer: libros, conferencias, seminarios y novedades.

www.mankau-verlag.de/forum
Foro de Internet de la Editorial Mankau con Petra Rosa Neumayer.

www.heilenmitzahlen.de
Información sobre el libro *Sanación con números*, fechas actuales de conferencias y talleres.

www.meinheilzahl.de
Crea tus propios números de sanación.

www.medizin-zum-aufmalen.de
El portal sobre los libros y set de cartas de «medicina para dibujar».

Visite Petra Rosa Neumayer en Facebook.

Ilustraciones

De la página 46 a 121, pág. 39, símbolos del Sol i la Luna en el disco y la fotografía de la página 35, utilizadas con permiso de Mankau Verlag.

©del resto de las imágenes: Gregor Buir - Fotolia.com (1, 23, 26, 28, 44, 46-83, 123, Symbolscheibe Mondseite); Thomas Ulrich, 2014 (4); Lava Lova - Fotolia.com (2o, 6); lzf - Fotolia.com (2m, 12); gada-gj - Fotolia.com (2u, 22); Olaf Tausch / Wikimedia Commons / CC-BY-SA-3.0 / GFDL (3o, 20); agsandrew - Fotolia.com (3m, 33);

Recomendaciones bibliográficas

BECKER, U.: *Lexikon der Symbole*. Herder Verlag, 2000. (Trad. español: *Enciclopedia de los símbolos*. Editorial Swing, Barcelona, 2008).

BRUCE-MITFORD, M.: *Zeichen & Simbole*. Dorling Kindersley Limited, London, 2000. (Trad. español: *El libro ilustrado de los signos y símbolos*. Editorial Blume, Barcelona, 2001).

MELCHIZEDECK, D.: *Die Blume des Lebens Band I*. Koha Verlag, 2010. (Trad. español: *El secreto ancestral de la flor de la vida, Volumen I*. Editorial Arkano Books, Móstoles, 2013).

—: *Die Blume des Lebens Band 2*. Koha Verlag, 2000. (Trad. español: *El secreto ancestral de la flor de la vida, Volumen II*. Editorial Arkano Books, Móstoles, 2015).

OTTIGERAMMANN, A.: *Vom ewig Eigenverlag*. Ende AnOA Eigenverlag, 2008.

RULAND, J.: *Die Heilige Geometrie der platonischen Körper*. Schirner Verlag, 2010. (Trad. español: *Geometría Sagrada: las formas cósmicas de los cinco elementos y su aplicación práctica en la vida*. Editorial Obelisco, Barcelona, 2012).

Otras publicaciones de la autora

NEUMAYER, P. y STARK, R.: *Heilen mit Symbolen*. Mankau Verlag, Murnau am Staffelsee, 2016. (Trad. español: *Sanación con símbolos*. Editorial Edaf, Madrid, 2016).

NEUMAYER, P.: *Heilen mit Zahlen*. Mankau Verlag, Murnau am Staffelsee, 2011. (Trad. español: *El poder curativo de los números*. Editorial Sirio, Málaga, 2012).

—: *Heilen mit Zahlen. Kompakt-Ratgeber*. Mankau Verlag, Murnau am Staffelsee, 2015.

—: *Heilen mit Zahlen – Das Kartenset*. Mankau Verlag, Murnau am Staffelsee, 2013.

Neumayer, P. y Sitas, L.: *Heilzahlen – Mantra und Meditation (Audio CD)*. Mankau Verlag, Murnau am Staffelsee, 2021.

Neumayer, P. y Stark, R.: *Medizin zum Aufmalen: Heilen durch Informationsübertragung und Neue Homöopathie*. Mankau Verlag, Murnau am Staffelsee, 2017.

—: *Medizin zum Aufmalen II: Symbolwelten und Neue Homöopathie*. Mankau Verlag, Murnau am Staffelsee, 2013.

—: *Medizin zum Aufmalen III: Neue Homöophatie für Tiere*. Mankau Verlag, Murnau am Staffelsee, 2012.

—: *Medizin zum Aufmalen IV: Neue Homöophatie für Kinder*. Mankau Verlag, Murnau am Staffelsee, 2011.

—: *Medizin zum Aufmalen: 64 Sumolkarten (Kartenset)*. Mankau Verlag, Murnau am Staffelsee, 2014.

—: *Medizin zum Aufmalen. Kompakt-Ratgeber*. Mankau Verlag, Murnau am Staffelsee, 2016.

Neumayer, P.: *Hahnemanns Erbe*. CreateSpace Independent Publishing Platform, 2013.

Índice de palabras clave

Índice

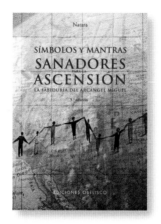

En esta guía espiritual, el Arcángel Miguel presenta a la humanidad 18 símbolos y mantras especiales para la sanación y la ascensión del planeta Tierra y de todos sus seres.

El mensaje clave del Arcángel Miguel consiste en ayudar a las personas a reactivar su chakra del corazón abriéndolo a experimentar una nueva dimensión de AMOR y BONDAD.

Conectados con las 18 capas de la Tierra, los mantras y los símbolos contienen fuertes energías estabilizadoras que ayudan a limpiar y energizar el sistema de chakras humano. Le vuelven a alinear con la Tierra y con el cosmos, abren su corazón y le permiten viajar a lo más profundo de su propia conciencia. Los símbolos y los mantras pueden producir una sanación a nivel personal y a nivel mundial, y ayudarle a manifestar sus sueños en la Tierra.